Dell'Oro · Hock

Zyklus-Food

Unsere Informationen richten sich an alle Menschen, die menstruieren. Die wissenschaftlichen Daten, die wir für unsere Erklärungen nutzen, basieren auf einem binären Geschlechtersystem, das biologisch zwischen Mann und Frau, männlich und weiblich, unterscheidet. Um die Daten korrekt zu zitieren, verwenden wir daher die Unterscheidung zwischen männlichem und weiblichem Organismus. Bitte fühle dich angesprochen, auch wenn du dich einem anderen Gender zuordnest – wir sehen dich!

»Salat mit essbaren Blüten und Avocado« Seite 126

Melanie Dell'Oro, M.Sc. · Mona Hock, B.Sc.

Zyklus-Food

Hormone in Balance: Zyklusgerechte Ernährung bei Regelschmerzen, PMS, Endometriose, PCOS.
Mit 70 Rezepten für Meal-Prep und Alltag

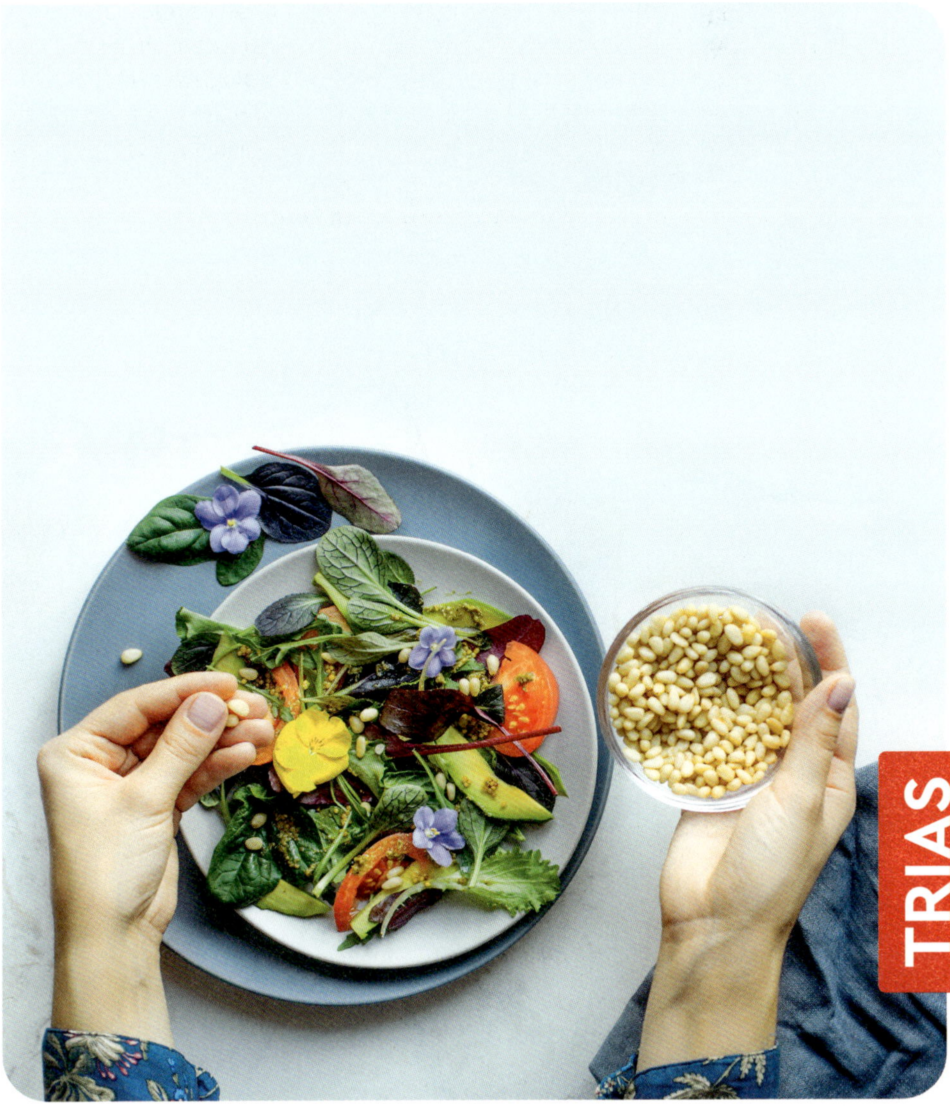

TRIAS

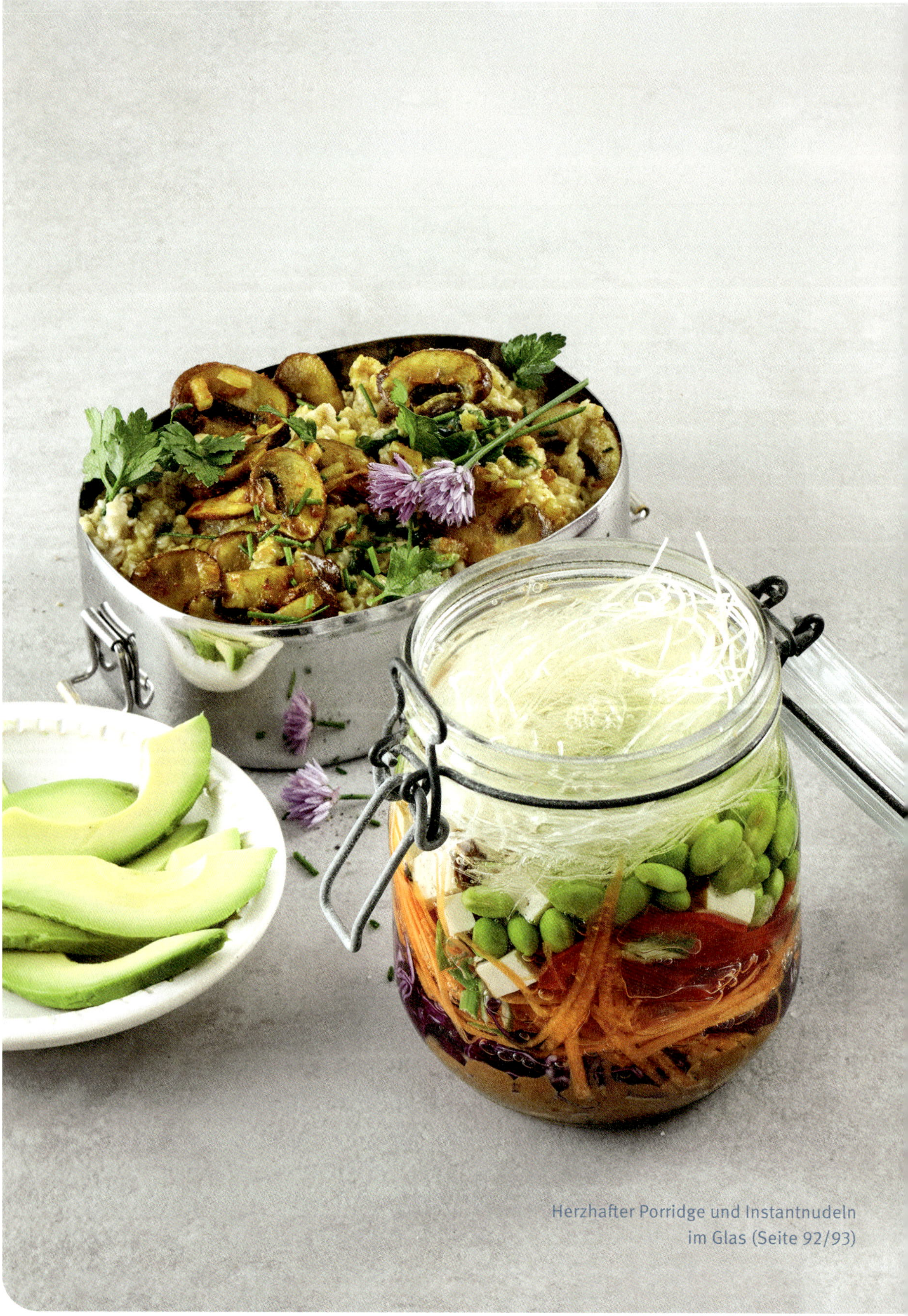

Herzhafter Porridge und Instantnudeln im Glas (Seite 92/93)

Exkurse

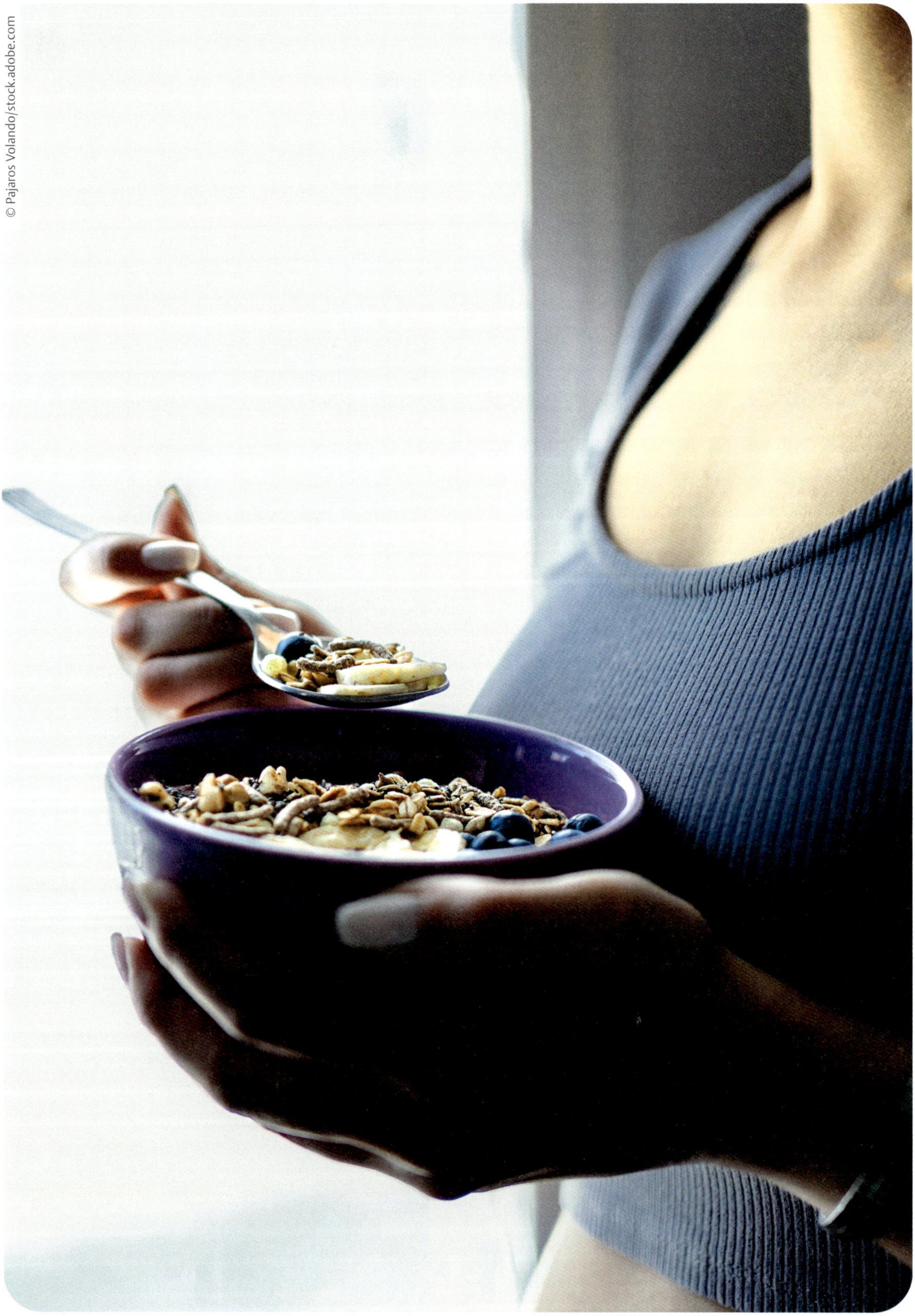

Willkommen im Buch

Wir heißen dich ganz herzlich willkommen in unserem Buch. Schön, dass du uns gefunden hast!

Wir freuen uns, dass das Thema Frauengesundheit immer mehr Menschen erreicht. Lange wurden der weibliche Zyklus und damit verbundene Beschwerden in der Forschung vernachlässigt. Untersuchungen an einem sich zyklisch verändernden Individuum sind aufwendig und »störanfällig«. Beschwerden wie Gereiztheit oder Schmerzen wurden zu normalen Begleiterscheinungen des Menstruationszyklus erklärt. Dass die Ursache für Stimmungsschwankungen und Co. oftmals eine hormonelle ist, wissen viele nicht. »Hab dich mal nicht so, das musst du halt aushalten« und ähnliche Reaktionen sprechen für eine internalisierte Abwertung von Beschwerden. Und die Gynäkolog*innen bieten zu oft die Antibabypille als Heilmittel an, statt nachhaltige Lösungsoptionen in Erwägung zu ziehen. Und die gibt es, wie wir dir in unserem Buch nahelegen möchten: Eine ausgewogene und zyklusorientierte Ernährung ist eine der Säulen für dein Wohlbefinden.

Mit diesem Buch möchten wir durch den aktuellen Stand der Wissenschaft unseren Teil zur Aufklärung beitragen. Wir hoffen, dass du nach der Lektüre genauso fasziniert vom Zyklus bist wie wir und dich und deinen Körper mit einem ganz neuen, liebevollen und verständnisvollen Blick sehen kannst. Dein Körper leistet jeden Monat ein Wunderwerk und genauso darfst du dich auch verwöhnen – undogmatisch, mit Mut zur Lücke und geschickt geplant.

Damit eine zyklusfreundliche Ernährung nicht in Stress ausartet, haben wir bedürfnisorientierte Meal-Prep-Rezepte kreiert, die du mit frisch zubereiteten Gerichten ergänzen kannst. Das spart Zeit, ist kreativ und lecker – lass dich überraschen! Wir wünschen dir ganz viel Freude und hilfreiche Erkenntnisse bei der Lektüre des Buches und freuen uns natürlich, wenn du unsere Rezeptideen genauso verführerisch findest wie wir!

Ganz viel Wohlsein

Deine Mona und Melanie

Mein optimaler Hormontag

Frühstück: Joghurt-Bowl mit Pfannen-Granola

1 Portion
10 Min.

1 TL Kokosöl • 3 EL grobe Haferflocken • 1 TL Zimt • 1 EL grob gehackte Walnüsse • 1 EL Sonnenblumenkerne • 1 TL Ahornsirup oder Dattelsirup (optional) • 150 g pflanzlicher Joghurt • 100–125 g Beeren (frisch oder TK) • 1 TL Mandelmus • 1 EL geschrotete Leinsamen

- Kokosöl in einer Pfanne schmelzen. Haferflocken, Zimt, Walnüsse und Sonnenblumenkerne hinzufügen und unter Rühren 4–5 Min. anrösten. Optional mit Ahorn- oder Dattelsirup verfeinern und karamellisieren lassen.

- Joghurt in eine Schüssel geben. Beeren und Mandelmus darauf verteilen. Pfannen-Granola und Leinsamen darüberstreuen.

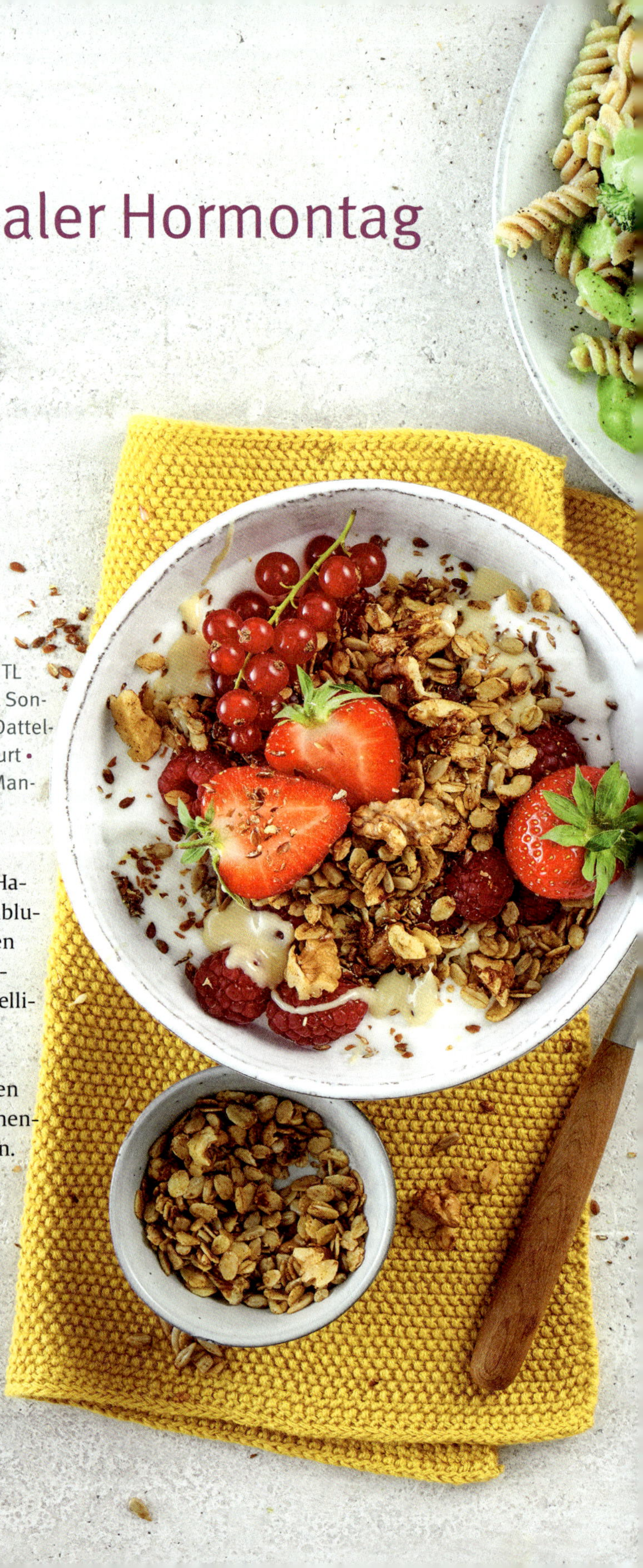

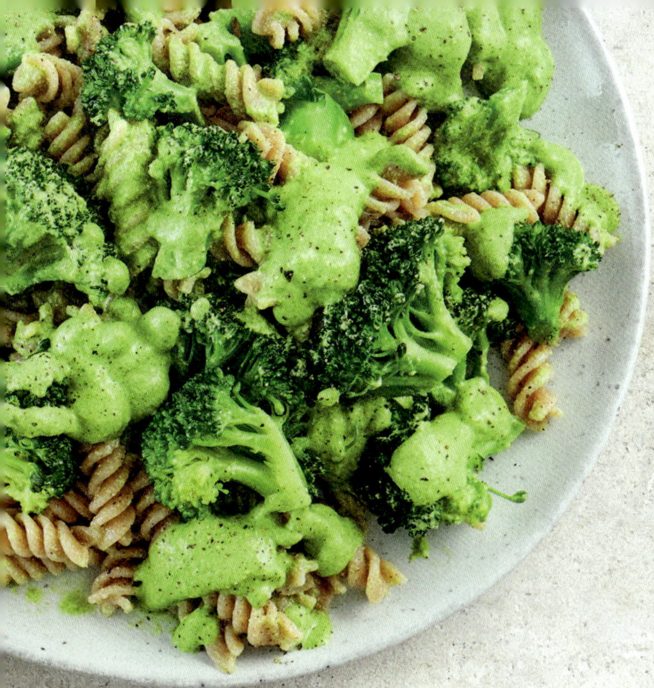

Mittagessen: Cremige Pasta mit Brokkoli & Spinat

2 Portionen
⏲ 30 Min.

60 g Cashews • 250–300 g Vollkornnudeln • 200 g Brokkoliröschen • 1 kleine Zwiebel • 1 Knoblauchzehe • 1 TL Olivenöl • 2 große Handvoll Spinat • 2 EL Hefeflocken • 1 Spritzer Zitronensaft • 1 TL Salz • Pfeffer • ½ TL Muskatnuss

- Cashews mit heißem Wasser übergießen und 15 Min. einweichen. Inzwischen die Nudeln nach Packungsanleitung garen. In der letzten Minute Brokkoli dazugeben.

- Zwiebel und Knoblauch fein hacken und im Olivenöl glasig dünsten. Spinat hinzugeben und zusammenfallen lassen. Cashews abgießen und mit ca. 100 ml Wasser, Hefeflocken, Zitronensaft, Gewürzen und Spinat zu einer cremigen Sauce pürieren. Mit Nudeln und Brokkoli vermengen und servieren.

Abendessen: Ofengemüse mit Hummus

2–3 Portionen
⏲ 20 Min. + 30 Min. Backzeit

1 mittelgroße Süßkartoffel • 1 Zucchini • 1 kleine Rote Bete • 1 rote Paprika • 4 EL Olivenöl • 1 TL Paprikapulver • Salz und Pfeffer • 1 Glas Kichererbsen • 2 EL Tahin • 1 EL Zitronensaft • 1 kleine Knoblauchzehe • ½ TL Kreuzkümmel

- Backofen auf 200 Grad (Umluft: 180 Grad) vorheizen. Gemüse in mundgerechte Stücke schneiden, mit 2 EL Öl, Paprikapulver, Salz und Pfeffer vermengen und auf einem Backblech verteilt 25–30 Min. rösten.

- Für den Hummus alle restlichen Zutaten inkl. den übrigen 2 EL Öl und je nach gewünschter Konsistenz 2–4 EL Wasser glatt pürieren und mit Salz abschmecken. Das Ofengemüse mit einem Klecks Hummus anrichten und nach Belieben mit frischer Petersilie oder Sesam bestreuen.

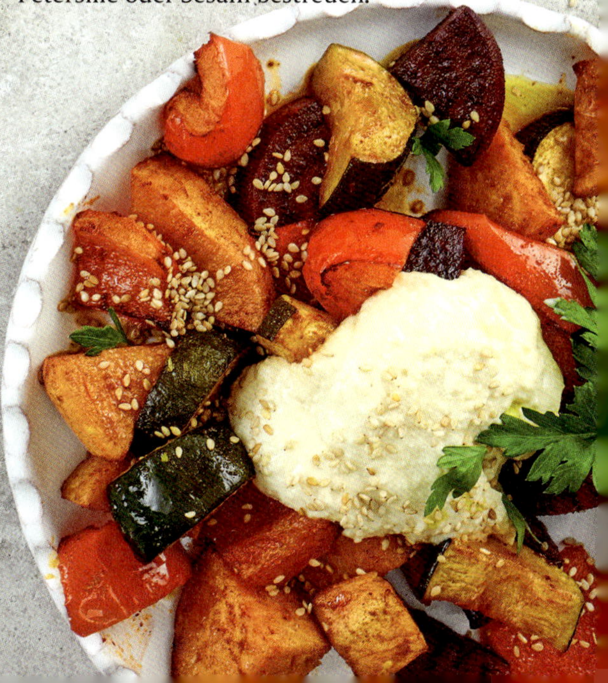

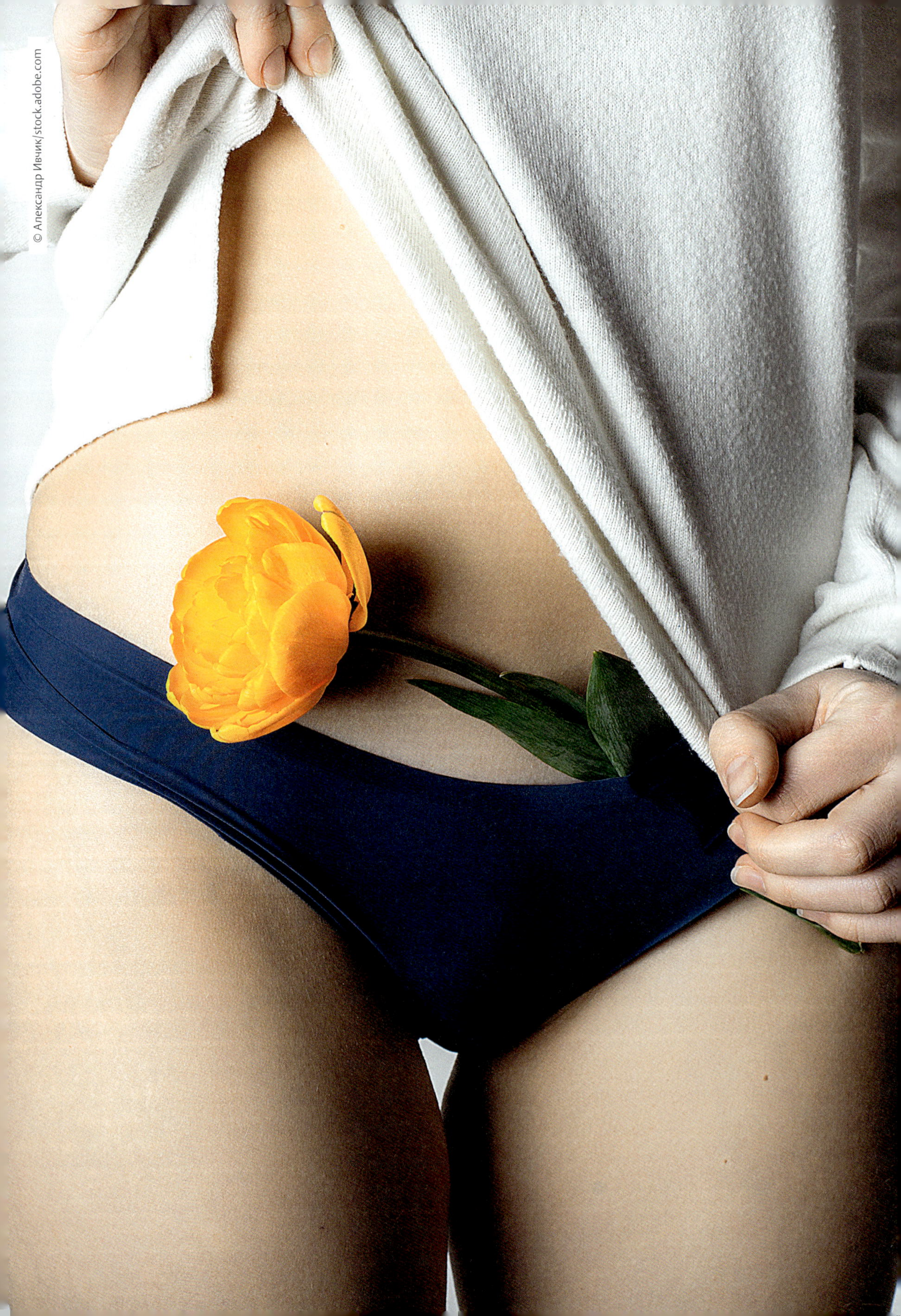

Das weibliche Hormonsystem – rundum gesund

Erfahre in diesem Kapitel alles über die Grundlagen des Zyklus: Wie ist er aufgebaut, welche Hormone spielen eine Rolle und welche Beschwerden können dabei auftreten?

Der weibliche Zyklus – ein Tabuthema?

Hand aufs Herz: Wie viel weißt du über den weiblichen Hormonhaushalt? Kennst du die Hormone, die eine Rolle spielen? Weißt du, wie sie deinen Zyklus beeinflussen?

Und weißt du, welche Beschwerden durch ein Ungleichgewicht verursacht und ganz und gar nicht »normal« sind?

Menstruation in der Öffentlichkeit

Falls du dir nicht so sicher bist, bist du damit nicht allein. Denn die Aufklärung über den weiblichen Zyklus war lange Zeit nicht so präsent, wie sie es aktuell durch die sozialen Medien und das Engagement verschiedener Organisationen ist. Große mediale Aufmerksamkeit bekam erst die Senkung der Mehrwertsteuer auf Periodenprodukte, die nach einem langen öffentlichen Diskurs 2020 in Deutschland beschlossen wurde. Aktivist*innen und die Organisation »The Female Company« prangerten hier den erhöhten Steuersatz von 19 % für Periodenprodukte (die damit unter Luxusgüter fielen) an und forderten eine Angleichung an die 7 % für Güter des täglichen Bedarfs. Hiermit wurde ein großer Beitrag zur Enttabuisierung der Menstruation und zur Förderung der Geschlechtergleichstellung geleistet.

Ähnliche Aktionen hatten zuvor in Australien, Großbritannien, den USA, Kanada usw. stattgefunden und den weiblichen Zyklus aus den heimischen Badezimmern in die Öffentlichkeit getragen. Für Diskussionen sorgte auch der 2020 in Schottland verabschiedete Period Products (Free Provision) (Scotland) Act. Dieses Gesetz sichert kostenfreien Zugang zu Periodenprodukten in öffentlichen Einrichtungen zu. Andere Länder zogen mit ähnlichen Bestimmungen nach. In Deutschland gibt es bisher nur vereinzelte lokale Pilotprojekte. Dennoch rückte der Begriff Periodenarmut ins breite Bewusstsein und ebnete den Weg für eine tabufreie Kommunikation über Themen wie Menstruation, Zyklusbeschwerden und gynäkologische Erkrankungen.

Die Enttabuisierung

Dass Menstruation und damit verbundene Beschwerden enttabuisiert werden, ist wichtig. Der Arzt John Guillebaud sagte 2016 in einem Zeitungsinterview, dass starke Periodenschmerzen mit denen bei einem Herzanfall verglichen werden könnten[1], und sorgte damit für Diskussionen. Was für Betroffene von Endometriose Normalzustand ist, konnten Männer medienwirksam mit Wehensimulatoren am eigenen Leib erfahren. Nicht wenige waren verwundert, wie ein normaler Alltag unter diesen Umständen möglich sein soll. Weitere zyklische Beschwerden wie PMDS (Prämenstruelle dysphorische Störung) sind noch lange nicht im Bewusstsein der Menschen angekommen. Verantwortlich ist die Gender Data Gap, also die unzureichende oder verzerrte Erfassung von geschlechtsspezifischen Daten, die bei Gesundheitsthemen beginnt und sich auf alle weiteren Bereiche des menschlichen Lebens ausdehnt und zu einer Benachteiligung von nicht männlichen Personen führt.

Leistungsfähigkeit, Konzentrationsfähigkeit, sportliche Performance oder soziale Kapazitäten sind nur einige wenige Bereiche, die durch den Zyklus beeinträchtigt sein können. Dies zeigt, dass die zyklischen Hormonschwankungen einen immensen Einfluss auf den Organismus haben und Menstruierende einer großen Belastung ausgesetzt sind, wenn man von ihnen einen ähnlich funktionierenden Rhythmus wie bei Männern, deren Testosteronwerte einen Tagesrhythmus haben, erwartet.

Hormonology – das Hormonhoroskop

Die Gesundheitsjournalistin Gabrielle Lichterman entwickelte für die monatlich schwankenden Ressourcen von Menstruierenden ihr Hormon-Horoskop.[2] Nicht alle genannten Veränderungen sind wissenschaftlich bewiesen, basieren aber auf jahrelanger Erfahrung und Beobachtung. Das Hormon-Horoskop bietet eine Möglichkeit, sich selbst im Laufe des Zyklus achtsam zu beobachten und liebevoller mit den eigenen Kapazitäten umzugehen. Außerdem zeigt es, wie wichtig die Kenntnis über die zyklischen Möglichkeiten und Grenzen des weiblichen Organismus ist und welche Chancen die Berücksichtigung dieser in Beruf, Alltag, sozialem Leben, Ernährung oder auch im Sport bietet.

Das Hormon-Horoskop nach Lichterman teilt den Zyklus in 4 Wochen und beschreibt detailliert jeden einzelnen Tag. Wir fassen exemplarisch einige Attribute für die Follikel- und Lutealphase zusammen:

Follikelphase

- optimistischer und motivierter
- rhetorisch besser
- einfacher, neue Dinge zu lernen
- kontaktfreudiger
- mutiger, selbstbewusster
- weniger schmerzempfindlich
- ungeduldig

Lutealphase

- eher müde
- ruhiger, Fleißarbeiten lassen sich gut abarbeiten
- schwankende Stimmung
- weniger Libido, dafür mehr Bedürfnis nach emotionaler Nähe
- zynischer, pessimistischer, kritischer
- Verschlimmerung von Grunderkrankungen wie Asthma, Hautausschlägen, Reizdarm oder auch ADHS-Symptomen

Wissenswertes über die weiblichen Sexualhormone

Bevor wir da ansetzen, wo wir etwas verändern können – nämlich bei einer zyklusunterstützenden Ernährung –, gibt es ein paar grundlegende hormonelle Zusammenhänge, die es zu verstehen gilt.

Menstruierende durchlaufen nicht nur den monatlichen Menstruationszyklus. Es gibt auch verschiedene reproduktive Phasen im Leben einer Frau. Ab der ersten Menstruationsblutung, der Menarche, befindet sie sich in der reproduktiven Phase, ist also fortpflanzungsfähig. Die Dauer dieser Phase ist variabel. Werden die Zyklen unregelmäßiger, beginnt der menopausale Übergang, auch bekannt als die Wechseljahre. Die Funktion der Eierstöcke nimmt in dieser Zeit ab, bis die Eizellreifung komplett ausbleibt und die Person mit der Menopause, der letzten Regelblutung, in die Postmenopause eintritt.

Alle Phasen haben hormonelle Besonderheiten und stellen unterschiedliche Bedürfnisse an beispielsweise Ernährung oder körperliche Aktivität. Sie gehen mit ganz eigenen körperlichen Beschwerden einher, die teilweise durch angepasste Ernährung und Lebensstil gelindert und gemanagt werden können. In diesem Buch konzentrieren wir uns auf die reproduktive Phase mit eventuellen Hormonungleichgewichten.

Das endokrine System

Der monatliche Zyklus wird durch das Zusammenspiel verschiedener Hormone gesteuert. Dabei gibt es Hormone, die wir primär als weibliche Sexualhormone bezeichnen, da sie für die Ausbildung der als weiblich gelesenen Merkmale zuständig sind, die Fortpflanzung ermöglichen oder im Zuge einer Schwangerschaft gebildet werden. Sie alle stehen untereinander mit dem Gehirn durch das endokrine System in Verbindung.

Das endokrine System, also das Hormonsystem, kann man sich wie eine große, perfekt organisierte Firma vorstellen. Wir haben die Geschäftsleitung im Gehirn. Das ist der Hypothalamus, ohne dessen Anweisungen die Arbeit nicht aufgenommen wird. Dafür sendet er aktivierende Signale, sogenannte Releasing-Hormone, an die Hypophyse. Die Hypophyse ist so was wie das Chefsekretariat. Sie gibt konkrete Arbeitsanweisungen, in Form von Hormonen, an die Abteilungen weiter. Die Hormone der Hypophyse wirken an endokrinen Drüsen (glandotrope Hormone) oder direkt an den Erfolgsorganen (effektorische Hormone).

Die endokrinen Drüsen produzieren auf ein Signal der Hypophyse hin ebenfalls effektorische Hormone. Diese werden an das Blut abgegeben und zu den Zielzellen transportiert. Dort können sie spezielle Rezeptoren binden und eine spezifische Reaktion in der Zelle hervorrufen – also ein bestimmtes Projekt im Unternehmen umsetzen. Die Arbeitserfolge werden an den Hypothalamus zurückgemeldet. Je nach Hormonspiegel wird dort dann das Signal für einen Produktionsstopp oder die weitere Produktion der Hormone gegeben.

Das endokrine System koordiniert die Kommunikation zwischen Gehirn und Organen, ihre Botenstoffe sind Hormone. Das Hormonsystem steuert wichtige Prozesse wie Wachstum, Entwicklung, Stoffwechsel, Stimmung und Gefühle, Fortpflanzung, Hunger, Durst. Den Prozess, der am Hypothalamus beginnt, bei den Zielzellen endet und über einen Rückkopplungsmechanismus wieder beim Hypothalamus landet, nennt man Hormonkaskade.

Nicht unerwähnt bleiben soll die Epiphyse, die eine kleine, aber wichtige Rolle im Hormonsystem spielt. Sie bildet das Hormon Melatonin, das den Schlaf-Wach-Rhythmus regelt.

Das endokrine System der weiblichen Geschlechtsorgane

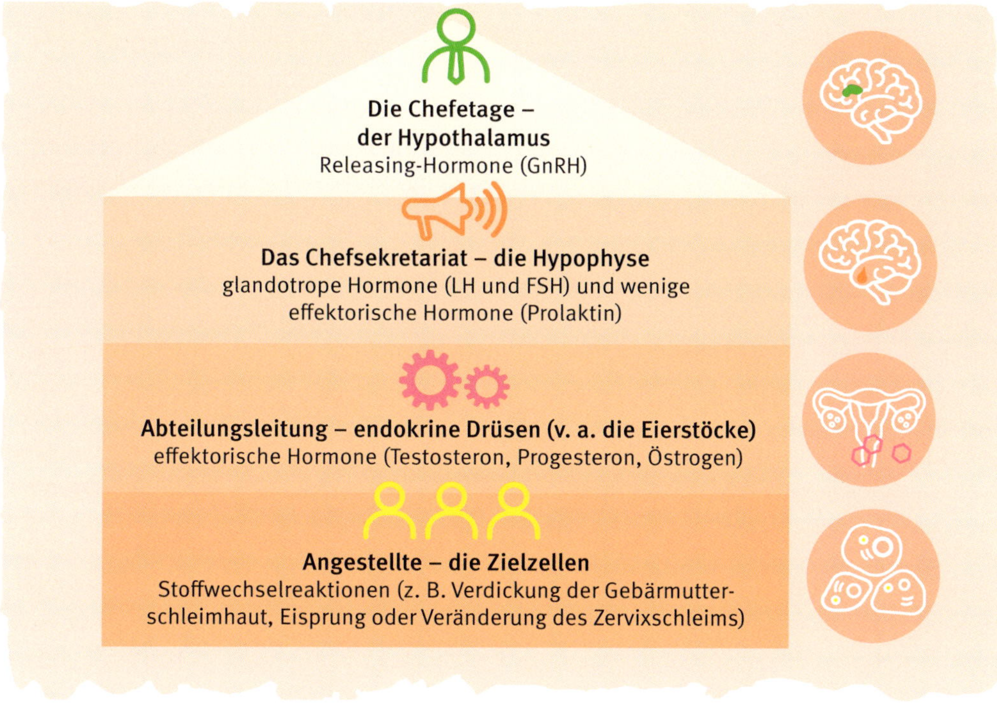

Endokrines System – auf einen Blick zum Spicken

Releasing-Hormone des Hypothalamus	GnRH, TRH, CRH, GHRH
endokrine Drüsen	Schilddrüse und Nebenschilddrüse Bauchspeicheldrüse Nebennieren Eierstöcke
glandotrope Hormone der Hypophyse	TSH, FSH, LH, ACTH
effektorische Hormone der Hypophyse	Prolaktin, MSH, STH
effektorische Hormone der Schilddrüse und Nebenschilddrüse	T3, T4, Calcitonin, Parathormon
effektorische Hormone der Nebennieren	z. B. Aldosteron, Adrenalin, Noradrenalin, Cortisol
effektorische Hormone der Bauchspeicheldrüse	Glukagon, Insulin
effektorische Hormone der Eierstöcke	Progesteron, Östrogen, Testosteron

Zur Erinnerung:
Glandotrope Hormone wirken auf endokrine Drüsen.
Effektorische Hormone wirken auf Zielzellen.

LH und FSH

LH (Luteinisierendes Hormon) und FSH (Follikelstimulierendes Hormon) sind glandotrope Hormone der Hypophyse, d. h., sie regen die Ausschüttung von Sexualhormonen an den Eierstöcken an. Die Hypophyse gibt die Gonadotropine LH und FSH frei, wenn der Hypothalamus ihren Bedarf durch die Ausschüttung von GnRH (Gonadotropin-Releasing-Hormon) signalisiert.

FSH fördert das Wachstum und die Reifung von Follikeln im Eierstock während der Follikelphase. Die Granulosazellen der Follikel werden angeregt, Östrogene zu produzieren. LH wiederum aktiviert die Thekazellen im Follikel zur Synthese von Androgenen. Durch FSH werden diese zu Östrogenen umgewandelt. LH löst durch einen steilen Konzentrationsanstieg den Eisprung aus und fördert danach in der Lutealphase die Entwicklung des Gelbkörpers, welcher Progesteron produziert, wie in der Abbildung zum Regelkreis (Seite 17) zu sehen ist.

DHEA

DHEA (Dehydroepiandrosteron) ist ein Hormon, das in der Nebennierenrinde, den Eierstöcken und im Gehirn gebildet wird. Es hat verschiedene Funktionen im Körper, z. B. stärkt es das Immunsystem, steigert Leistungsfähigkeit, Resilienz, Wohlbefinden und Libido, sorgt für die Neubildung von Nervenzellen, beeinflusst die Fettverbrennung, hat positive Effekte auf das Herz-Kreislauf-System und auf die Knochendichte. Die Erwähnung von DHEA im Kontext der Frauengesundheit ist wichtig, da es außerdem als Vorstufe für die Bildung von Testosteron und Östrogenen dienen kann, insbesondere in den Körpergeweben. Dies ist relevant bei einem Hormonmangel, z. B. während der Wechseljahre.

Die Produktion von DHEA erreicht im Alter von 15 bis 25 Jahren ihren Höhepunkt und nimmt danach wieder ab. Außerdem unterliegt der Spiegel von DHEA einem zirkadianen Rhythmus: Die Konzentration ist am Morgen am höchsten und sinkt im Tagesverlauf ab.

Östrogene

Alle Prozesse im Hormonstoffwechsel sind eng miteinander verwoben und voneinander abhängig. Dennoch hat Östrogen eine besondere Rolle als wichtigstes Sexualhormon im weiblichen Organismus. Der Hauptbildungsort sind die heranreifenden Follikel in den Eierstöcken. Aus diesem Grund steigt der Östrogenspiegel in der Follikelphase stark an. Dies sorgt für den Aufbau der Gebärmutterschleimhaut, die andauert, bis die Östrogenkonzentration ausreichend hoch ist, um den Eisprung auszulösen. Außerdem sorgen Östrogene für eine dünnflüssige Konsistenz des Zervixschleims, was Spermien das Vordringen in die Gebärmutter ermöglicht. In der Lutealphase bildet der Gelbkörper kleinere Mengen an Östrogenen, weshalb der Östrogenspiegel in dieser Phase ebenfalls leicht ansteigt. Auch die Nebennierenrinde und das Fettgewebe, insbesondere das Bauchfett, sind zur Bildung von Östrogenen fähig. Diese Bereiche bekommen besondere Relevanz nach der Menopause.

Östrogene sind für die Ausbildung weiblich gelesener Geschlechtsmerkmale in der Pubertät verantwortlich. Sie haben außerdem viele andere Funktionen im Organismus. Da sie aus Cholesterin gebildet werden, senken sie beispielsweise den Cholesterinspiegel. Sie haben Einfluss auf das Immunsystem und regulieren die Aktivität einiger Immunzellen. Östrogene sorgen für die Speicherung von Fett, vor allem an Hüften, Oberschenkeln und Gesäß. Wichtig ist zu wissen, dass sie Einfluss auf den Kalziumstoffwechsel haben und am Aufbau und Erhalt der Knochensubstanz beteiligt sind. Dies ist besonders relevant, da das Osteoporose-Risiko durch den Abfall des Östrogenspiegels während der Wechseljahre steigt.

Auch andere typische Wechseljahresbeschwerden sind auf einen Mangel an Östrogenen zurückzuführen, da diese Einfluss auf Wundheilung, Hautalterung sowie auf den Fettstoffwechsel und den Wasserhaushalt haben.

Bei Östrogenen handelt es sich nicht um ein einzelnes Hormon, sondern um eine Gruppe ähnlicher Moleküle:

- **Estradiol** ist das wirksamste Östrogen und fällt mit der Menopause stark ab.
- **Estron** ist ein Vorläufer von Estradiol und spielt eine wichtige Rolle nach der Menopause.
- **Estriol** hat eine relativ schwache Wirkung und ist wichtig während der Schwangerschaftsdiagnostik.

Regelkreis der Sexualhormone am Beispiel von GnRH

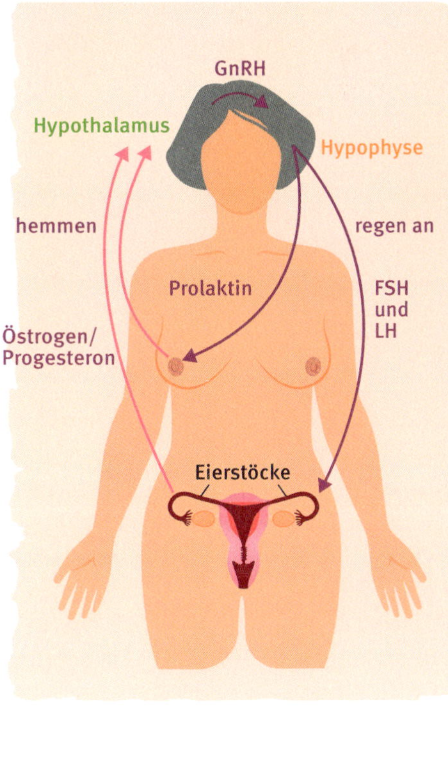

Schmuck A. Meinen Zyklus lesen und verstehen. 1. Aufl. Stuttgart: TRIAS; 2024

- **Estetrol** wird während der Schwangerschaft von der fetalen Leber gebildet und gelangt über die Plazenta in den mütterlichen Kreislauf.

Östrobolom

Eine wichtige Rolle im Östrogenstoffwechsel spielt das sogenannte Östrobolom. Damit wird die Gesamtheit der Darmmikroorganismen bezeichnet, die am Recyclingprozess von Östrogenen beteiligt sind. Um den Östrogenspiegel balanciert zu halten, muss überschüssiges Östrogen ausgeschieden werden. Dafür wird es in der Leber an Glucuronsäure gebunden und an den Darm abgegeben. Mithilfe des Enzyms β-Glucuronidase können einige Mikroorganismen das Östrogen wieder von der Glucuronsäure abspalten, sodass es zurück in den Blutkreislauf gelangen kann.[3]

Ist die Balance des Mikrobioms gestört, kann die Umwandlung der Östrogene im Darm gehemmt oder verstärkt sein, was zu Östrogenmangel bzw. -dominanz führt.[4]

Hilfreich können Probiotika oder noch besser Synbiotika sein. Studien zeigen, dass Probiotika in den Wechseljahren u.a. durch die Aktivierung von Phytoöstrogenen das Risiko für Osteoporose, Parodontitis und Brustkrebs reduzieren.[5]

Xenoöstrogene

Bei Xenoöstrogenen handelt es sich um synthetisch hergestellte Substanzen, die im Körper eine östrogenähnliche Wirkung entwickeln können, sie gehören damit zu den endokrinen Disruptoren. Sie beeinflussen die Produktion oder den Abbau körpereigener Östrogene oder konkurrieren mit diesen um Rezeptorplätze und verändern so ihre Wirkung. Auch Phytoöstrogene können als Xenoöstrogene gelten, wenn sie als hochkonzentrierte Extrakte verwendet werden oder chemisch verändert oder isoliert wurden. Xenoöstrogene werden problematisch, wenn sie in größeren Mengen mit dem Körper in Kontakt kommen. Dies ist heutzutage leider nicht abwegig, da hormonähnliche Stoffe in einer Vielzahl von Dingen stecken, mit denen wir täglich Kontakt haben. Sie befinden sich z.B. in Kunststoffen (Bisphenol A oder Phthalate), als Pestizide oder Antioxidationsmittel in unserer Nahrung und auch in Kosmetika, Reinigungsmitteln und Kleidung. So kommen wir über die Haut, durch Einatmen oder Nahrungsaufnahme in Kontakt mit diesen Stoffen.[6] Dies ist fast unvermeidbar. Der Kontakt kann aber reduziert werden, wenn man auf einige Dinge achtet:

- biologisch erzeugte Lebensmittel statt konventioneller Varianten wählen
- Lebensmittel ohne Plastikverpackung kaufen
- statt Plastikflaschen oder Dosen lieber Edelstahl- oder Glasbehälter wählen
- statt Konserven in Dosen besser die Glasalternative wählen
- bei Kosmetik und Sonnenschutz auf zertifizierte Naturkosmetik zurückgreifen
- bei Reinigungsmitteln auf die Inhaltsstoffe achten
- ökologisch hergestellte Kleidung kaufen oder alternativ in Second-Hand-Läden shoppen

Progesteron

Progesteron ist ein Gestagen, also ein schwangerschaftserhaltendes Hormon, das in der Lutealphase vom Gelbkörper produziert wird und in dieser Zyklusphase seine höchste Konzentration erreicht. Weitere Bildungsorte sind die Nebennierenrinde und die Plazenta während der Schwangerschaft. Nach dem Eisprung wandelt sich der im Eierstock verbliebene Follikel in den Gelbkörper um, der Progesteron ausschüttet. Dieses trägt zur Vorbereitung und zum Erhalt einer Schwangerschaft bei, indem es die Gebärmutterschleimhaut verdickt. Außerdem entspannt Progesteron die Muskulatur und unterbindet so Gebärmutterkontraktionen, die die Einnistung der Eizelle gefährden könnten. Progesteron ist ein Vorläufer für Cortisol und auch für Östrogene und Testosteron und somit eng verbunden mit Ungleichgewichten in diesen Hormonsystemen.

Progesteron hat viele weitere Effekte, die eine Schwangerschaft unterstützen. Es wirkt wasseraustreibend, stimmungsaufhellend, beruhigend, angstlösend, schlaffördernd, immunmodulierend und entzündungshemmend. Es aktiviert das Wachstum der Milchdrüsen, unterdrückt die Reifung von Eizellen und unterstützt den Aufbau von Knochensubstanz. Und im Gegensatz zu Östrogenen ist Progesteron wichtig für die Fettverbrennung.

Testosteron

Testosteron gilt als männliches Sexualhormon, hat aber auch sehr wichtige Funktionen im weiblichen Organismus. Dort wird es in den Eierstöcken, in der Nebennierenrinde und in peripheren Geweben wie Fett oder Haut gebildet. Dies spielt eine große Rolle bei Haut- und Haarbeschwerden, die durch Testosteronüberschuss ausgelöst werden. Testosteron dient als Vorläufer von Östrogen.

Im weiblichen Organismus sorgt Testosteron u. a. für Leistungsfähigkeit, Gedächtnisleistung, emotionales Wohlbefinden, eine gesunde Libido, Muskelaufbau und Freisetzung von Fett aus dem Fettgewebe.

Die Schilddrüsenhormone

Die Schilddrüsenhormone stehen in engem Zusammenhang mit den Sexualhormonen, dem hormonellen Gleichgewicht und der Fortpflanzung und sollen deshalb erwähnt werden. Allgemein übernehmen Trijodthyronin (T3) und Thyroxin (T4) wichtige Funktionen im menschlichen Organismus. Sie steuern nahezu alle wichtigen Körperfunktionen und sind für das allgemeine Wohlbefinden und die Leistungsfähigkeit des Menschen entscheidend.

Die Ausschüttung der Schilddrüsenhormone wird über TSH (Thyreoideastimulierendes Hormon) gesteuert, das wiederum von der Hypophyse freigesetzt wird, nachdem diese zuvor das Signal über TRH (Thyreotropin-Releasing-Hormon) vom Hypothalamus erhalten hat.

Einfluss auf Sexualhormone

Die Schilddrüsenhormone haben über verschiedene Mechanismen Einfluss auf die Sexualhormone. Zum einen können sie den Spiegel von SHBG (Sexualhormonbindendes Globulin) beeinflussen. Bei einer Schilddrüsenüberfunktion kommt es zu erhöhten SHBG-Werten, wodurch mehr Sexualhormone gebunden werden, sodass diese nicht zur Verfügung stehen. Eine Schilddrüsenunterfunktion wiederum kann die SHBG-Werte senken und damit zu einem Anstieg der freien Sexualhormone führen. Die Funktion der Schilddrüse kann so die Fruchtbarkeit und den Zyklus beeinflussen. Zusätzlich wirken die Schilddrüsenhormone auf die Hypothalamus-Hypophysen-Achse und direkt auf die Eierstöcke und beeinflussen so die Bildung von Sexualhormonen.

Gleichzeitig regt Progesteron die Schilddrüse zur Umwandlung von T4 zu aktivem T3 an und erhöht die Sensitivität der Körperzellen für Schilddrüsenhormone.

Bei Progesteronmangel kann es deshalb zu Symptomen einer Schilddrüsenunterfunktion kommen.

Da T3 und T4 etwa 30 % des Energieverbrauches in Ruhe steuern, kommt es bei einer Schilddrüsenunterfunktion zu Mehrgewicht.

Warum ist die Schilddrüse ernährungsrelevant?

Die Schilddrüse benötigt zur Bildung der Schilddrüsenhormone Jod. Das ist ein Spurenelement, das sich in relevanten Mengen nur in Lebensmitteln aus dem Meer befindet (Algen, Fisch, Meeresfrüchte). Kommt der Verzehr dieser Lebensmittel durch Abneigungen oder Unverträglichkeiten nicht infrage, besteht das Risiko einer Unterversorgung. Es ist daher wichtig, auf eine ausreichende Zufuhr von Jod durch angereicherte Lebensmittel zu achten, z. B. jodiertes Speisesalz.

Auch Eisen und Selen werden für eine funktionierende Schilddrüse gebraucht. Auf eine ausreichende Selenzufuhr sollte man bei rein pflanzlicher Ernährung achten. So gibt es mit Selen angereichertes Jodsalz oder Lebensmittel wie Nüsse (Paranüsse), Hülsenfrüchte oder Kohl, die von Natur aus reich an Selen sind.

Eisen ist bei Menstruierenden ein relevantes Spurenelement, da durch die Monatsblutung nennenswerte Mengen verloren gehen. Man findet es auch in pflanzlichen Lebensmitteln wie Blattgemüse, Brennnesseln, Küchenkräutern, Nüssen, Vollkorngetreide oder Pseudogetreide wie Quinoa oder Amarant. Durch die Kombination mit Lebensmitteln, die reich an Vitamin C oder Fruchtsäure sind (z. B. Orangensaft), wird die Eisenaufnahme verbessert.

Stress und seine Wirkung auf die Hormone

Wir möchten den Stresshormonen ein extra Kapitel widmen. Denn Stress ist einer der häufigsten Auslöser für hormonelle Ungleichgewichte bei Menschen mit Menstruationszyklus.

Es gibt sogar einen eigenen Begriff dafür: das Rushing-Woman-Syndrom. Dieser wurde von der australischen Ernährungsbiochemikerin Dr. Libby Weaver geprägt.

Das Rushing-Woman-Syndrom ist kein anerkanntes Krankheitsbild, sondern der Versuch einer Erklärung, wie der moderne Lebensstil mit Dauerstress gesundheitliche Folgen für Frauen hat.[7] Dabei bezieht Dr. Weaver Aspekte wie gesellschaftliche Erwartungen, ein tradiertes Rollenbild der Frau und den daraus folgenden Anspruch, allen Anforderungen in Beruf, Familie und Privatleben gerecht zu werden, in ihre Überlegungen mit ein. All das führt langfristig zu einem Lebensstil, der dem natürlichen weiblichen Rhythmus zudwiderläuft, mit dauerhaften Stressreizen, was zu Hormonungleichgewichten und Erkrankungen führen kann. Dass Stress bei Frauen in den letzten Jahren immens zugenommen hat, ist auch Thema in der Forschung. Eine Studie unter schwedischen Frauen ergab beispielsweise, dass sich der Anteil der Frauen, die sich manchmal gestresst fühlten, von den 1970er Jahren bis zum Erhebungszeitpunkt 2005 auf 59 % mehr als verdoppelt hat. Der Anteil an Frauen, die sich durchgängig gestresst fühlten, stieg von 6,0 % auf 15,6 %. Neben einem hohen Arbeitsaufkommen wurden auch Aspekte der systematischen Benachteiligung von Frauen wie niedrigere Bezahlung als Stressauslöser genannt.[8]

Diagnose Nebennierenerschöpfung

Unter anderem wird diskutiert, ob Dauerstress langfristig zu einer Nebennierenerschöpfung führen kann. Eine solche ist bisher nicht als eigenständiges Syndrom medizinisch anerkannt, da keine wissenschaftlichen Beweise vorliegen. Viele Symptome lassen aber einen Zusammenhang erahnen. Unter anderem wird sowohl bei Nebenniereninsuffizienz als auch bei Nebennierenerschöpfung zu wenig DHEA gebildet, welches als Vorläufer von Östrogen fungiert. Außerdem wird Nebennierenschwäche mit typischen Symptomen von Stressbelastung in Verbindung gebracht. Dazu gehören Müdigkeit, Antriebslosigkeit, Erschöpfung, Libidoverlust und auch Appetit auf salzige, fettige und proteinreiche Lebensmittel. Eine Nebennierenerschöpfung hat auch einen Cortisolmangel zur Folge, was einen Progesteronmangel begünstigen kann. Da Progesteron angstlösend und entspannend wirkt, kann eine Knappheit zu angespannter Stimmung oder depressiver Verstimmung führen. Ausbleibender Erfolg bei Kinderwunsch kann zusätzlich den Stress verstärken. Beweise für diese Zusammenhänge gibt es bisher jedoch nicht.

Wie funktioniert Stress?

Stress wird durch Stressoren ausgelöst. Ein innerer oder äußerer Stressor aktiviert die Hypothalamus-Hypophyse-Nebennieren-Achse. Stressoren können physischer (z. B. Lärm, Kälte, Schlafmangel, blaues Licht von Bildschirmen), psychischer (z. B. Ängste, Leistungsdruck, Zeitdruck) oder sozialer (z. B. finanzielle Sorgen, Konflikte, kulturelle Anpassungsschwierigkeiten) Natur sein. Auch Umweltgifte und Substanzen wirken als Stressoren.

Empfängt der Hypothalamus einen Stressreiz, sendet er über CRH (Corticotropin-Releasing-Hormon) das Signal an die Hypophyse, dass ACTH (Adrenocorticotropes Hormon) zur Verfügung gestellt werden soll. Dieses regt an der Nebennierenrinde die Produktion und Ausschüttung von Cortisol an. Parallel werden am Nebennierenmark Adrenalin und Noradrenalin ausgeschüttet. Die Schilddrüse kurbelt den Stoffwechsel durch Thyroxin an und die Hypophyse produziert Endorphine. Der Körper wird so auf eine kurzfristige Stressreaktion (Kampf oder Flucht) eingestellt.

Gleichzeitig mit Cortisol wird DHEA an der Nebennierenrinde gebildet. Dieses hat einen balancierenden Effekt auf die Cortisolwirkung und schützt damit vermutlich vor möglichen schädlichen Auswirkungen der Stressreaktion. Das Problem: DHEA ist auch der Vorläufer der Sexualhormone. Sowohl Cortisol als auch DHEA werden aus Cholesterin gebildet. Bei dauerhaft erhöhten Cortisolspiegeln kann es vorkommen, dass mehr Cholesterin für die Bildung von Cortisol verwendet wird, was zu einer Abnahme der DHEA-Bildung führen könnte. DHEA-Mangel wiederum kann eine reduzierte Produktion von Östrogen und Testosteron zur Folge haben.

Cortisol

Cortisol wird vermehrt infolge eines Stressreizes ausgeschüttet. Dies bewirkt eine Erhöhung des Blutzuckerspiegels, indem die Gluconeogenese stimuliert und die Insulinwirkung gehemmt wird. Cortisol verstärkt die Wirkung von Adrenalin, was zu einer zusätzlichen Mobilisierung von Energiereserven beispielsweise aus Fettgewebe führt. Durch die Cortisolwirkung werden Blutdruck und Atemfrequenz erhöht. Die Aufmerksamkeit steigt. Für die Stressreaktion hinderliche Funktionen wie Verdauung oder Libido werden heruntergefahren. Cortisol reduziert Entzündungen und Schmerzen, kann aber langfristig die Immunabwehr schwächen.

Es hat zudem Einfluss auf die Körperzusammensetzung, da es sowohl den Fettstoffwechsel als auch den Proteinstoffwechsel fördert.

Dies soll der Bereitstellung von Energie dienen, führt aber langfristig zu einem Abbau von Muskulatur und zu einer Umverteilung von Fett. In der Folge wird Fettgewebe hauptsächlich im Bauchbereich angelegt.[9] Außerdem steigt durch die Erhöhung des Blutzuckerspiegels auch die Insulinkonzentration an. Gleichzeitig reduziert Cortisol aber die Wirkung von Insulin an den Zellen und verhindert die Einlagerung von Glucose. Das kann zu Insulinresistenz führen. Unter diesen Umständen ist es kaum möglich, das Körpergewicht angemessen zu regulieren – Mehrgewicht ist die Folge und Versuche, Gewicht zu verlieren, haben keine Chance.

Cortisol wird jedoch nicht nur infolge eines Stressreizes ausgeschüttet, sondern hat auch viele andere Funktionen im Stoffwechsel. Die Ausschüttung von Cortisol unterliegt einem zirkadianen Rhythmus: Am Morgen ist der Spiegel am höchsten, um die Aufwachreaktion aus dem Schlaf zu bewirken. Im Tagesverlauf sinkt er und erreicht nachts den niedrigsten Stand.

Dauerhaft erhöhte Cortisolwerte führen zu verschiedenen Symptomen wie

- Bluthochdruck,
- Infektanfälligkeit,
- Akne, Pergamenthaut,
- Kraftlosigkeit, Muskelschwäche,
- Osteoporose,
- Zyklusstörungen,
- Libidoverlust,
- Stimmungsschwankungen, Depressionen,
- Gewichtszunahme,
- Schlafstörungen,
- Kopfschmerzen,
- Heißhunger,
- schlechter Wundheilung,
- erhöhten Blutzuckerspiegeln, Insulinresistenz, Diabetes Typ 2.

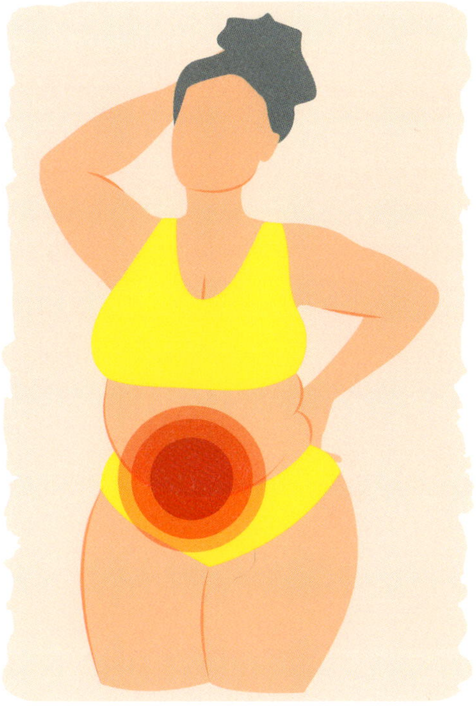

Klassische Fettverteilung bei Stress

Warum thematisieren wir Stress in diesem Buch?

Du magst dich vielleicht fragen, warum wir in einem Ernährungsratgeber das Thema Stress ansprechen. Das liegt vermutlich daran, dass wir Stress meist mit einem vollen Terminkalender oder sozialen Anforderungen assoziieren. Aber auch Substanzen des täglichen Konsums führen zum Anstieg von Cortisol und stellen somit einen Stressor für den Körper dar. Offensichtlich ist die Wirkung von Koffein, das explizit zur Anregung konsumiert wird. Es lässt sowohl die Cortisol- als auch die Adrenalinwerte in die Höhe schnellen. Für viele Menschen gehört Kaffee oder schwarzer Tee auf den täglichen Speiseplan, teilweise in großen Mengen. Aber auch Nikotin und der Konsum von Alkohol, die man im weitesten Sinne zum Thema Ernährung oder besser Lebensstil zählen kann, führen zu einer Stressreaktion.

Studien zeigen außerdem einen Zusammenhang zwischen Stressbelastung und Essverhalten, vor allem bei Menstruierenden. So wurde von Studentinnen in stressigen Phasen mehr Energie aufgenommen – sowohl in einzelnen Mahlzeiten als auch im Tagesverlauf. Bei ihren männlichen Kommilitonen hatte Stress keinen Einfluss auf die Energieaufnahme. In der Studie führte der Stress zu einem Anstieg von Cortisol, Glucose und Insulin. Als Reaktion auf Stress werden Speisen bevorzugt, die als besonders genussvoll und appetitlich wahrgenommen werden, vermutlich, da diese das Belohnungssystem aktivieren.[10] Nicht selten sind das eher hochkalorische Lebensmittel oder sogenanntes Comfort Food wie sahnige Pasta, Pizza oder Süßigkeiten – das kennt wohl jede*r.

Zusätzlich ist es wichtig zu wissen, dass die richtige Ernährung einen positiven Effekt auf deine Stressanfälligkeit hat. Dies ist besonders relevant in fordernden Lebenssituationen, denn ein Nährstoffmangel erhöht die Anfälligkeit für Stress. Insbesondere Mangel an Vitamin D, Vitamin B_3, Vitamin B_6, Folsäure, Vitamin B_{12} und/oder Omega-3-Fettsäuren konnten in Studien als Faktoren für erhöhte Stressanfälligkeit identifiziert werden.[11]

Und welche Rolle spielt Insulin?

Insulin ist das Hormon, das für die Senkung des Blutzuckerspiegels zuständig ist. Es wird in der Bauchspeicheldrüse gebildet und ermöglicht die Aufnahme von Glucose in die Zelle. Glucose ist ein wichtiger Energielieferant innerhalb der Zelle, im Blutkreislauf langfristig jedoch u. a. aufgrund der Bildung von AGEs (Advanced Glycation Endproducts), die die Gefäßwände schädigen, ein Risikofaktor für Herz-Kreislauf-Erkrankungen. Die Sensitivität der Zellen für Insulin ist darum äußerst wichtig.

Langfristig erhöhte Glucosespiegel können jedoch zu einer Insulinresistenz oder Diabetes Typ 2 führen. Insulin ist außerdem für die Energiespeicherung zuständig, es hemmt den Fettabbau und fördert die Proteinsynthese. Dauerhaft erhöhte Insulinspiegel verhindern somit eine Gewichtsabnahme.

Insulin hat Einfluss auf verschiedene Beschwerdebilder im weiblichen Organismus. So zeigen Personen mit PCOS häufig eine Insulinresistenz. Dies führt zu Hyperinsulinämie (erhöhte Insulinspiegel), was die Produktion von Androgenen in den Eierstöcken anregt und Fettansammlungen fördert. Erhöhte Insulinspiegel können auch die Östrogenproduktion erhöhen und den Abbau in der Leber hemmen.

Dies kann bei Östrogendominanz eine Aufrechterhaltung der Östrogenspiegel zur Folge haben. Interessant ist auch der Zusammenhang zwischen erhöhten nächtlichen Insulinspiegeln und Schlafmangel (Seite 34).

Zu viel Stress für gesunde Ernährung?

Du weißt manchmal nicht, wie du Zeit für frisches Kochen aufbringen sollst? Auch hier haben wir ein paar Ideen, wie du deine Mahlzeit unkompliziert aufwerten kannst.

Lieferdienst & Restaurant

Schau beim Bestellen über den Lieferdienst oder im Restaurant, ob du als Vorspeise einen Salat oder anderes Gemüse wählen kannst. Das ist nicht nur gut für eine extra Portion Ballaststoffe, es sorgt auch dafür, dass der Insulinanstieg etwas abgemildert wird.

Tütensuppe, Instant-Nudeln und Co.

Sollen es die schnellen Instant-Ramen sein? Hier könntest du TK-Edamame (ohne Schale) hinzufügen. Diese mit kochendem Wasser übergießen und 5 Min. auftauen lassen. Sind die Ramen fertig, kannst du die Edamame abgießen und dazugeben. Teile alternativ Brokkoli in kleine Röschen und gib sie dazu. Möchtest du hier zusätzlich noch den Proteingehalt erhöhen, kannst du Räuchertofu in kleine Würfel schneiden und ebenfalls hinzufügen. Schon hast du praktisches Fast Food in eine vollwertige Mahlzeit verwandelt.

Tiefkühlgerichte

Es gibt inzwischen immer mehr Tiefkühlgerichte, die dem Anspruch einer gesunden Ernährung gerecht werden: Sowohl Discounter als auch Online-Anbieter verkaufen Mahlzeiten, die pflanzlich und lecker sind und ohne zusätzlichen Schnickschnack auskommen. Wenn deine Follikelphasen-Energie es hergibt, kannst du alternativ auch viele der Gerichte aus diesem Buch einfrieren und dir somit deine eigenen Tiefkühlgerichte herstellen. So weißt du ganz genau, was drinsteckt.

Ist der Stress bereits da, lohnt sich der Blick auf diese Nährstoffe erst recht. Denn durch die Produktion von Stresshormonen steigt der Bedarf an einigen Nährstoffen. Dieser Zusammenhang wurde vor allem für essenzielle Fettsäuren, Vitamin C, B-Vitamine und auch Magnesium und Zink beobachtet. Ein durch Stress entstandener Nährstoffmangel kann Zyklusbeschwerden verstärken.[12] Dass Stress ungünstige Ernährungsmuster mit Fast Food, hochkalorischen und nährstoffarmen Lebensmitteln fördert, erhöht das Risiko für einen Nährstoffmangel zusätzlich – ein Teufelskreis.

Die Supplementierung der benötigten Nährstoffe in stressigen Lebensphasen kann sinnvoll sein. In Studien konnte die ergänzende Zufuhr ungesättigter Fettsäuren wie DHA und EPA in Kombination mit Vitamin E Stressmarker und mentalen Stress reduzieren sowie bei Frauen, die unter PMS leiden, Angstgefühle lindern. Vitamin-C-Supplementierung reduzierte Stress und Angst unabhängig von der Zyklusphase. Bei älteren Frauen konnte Vitamin B_6 bei der Linderung von Angstgefühlen unterstützen.[13]

Alles im Fluss – der Menstruationszyklus

Der Menstruationszyklus ist ein faszinierender Kreislauf, der durch das feine Zusammenspiel verschiedener Hormone gesteuert wird.

Schaltstellen sind Hypothalamus und Hypophyse im Gehirn, welche die Ausschüttung von Hormonen in den Eierstöcken regeln.

Die Dauer des Modell-Zyklus, welcher in der Wissenschaft und Forschung genutzt wird, beträgt 28 Tage mit dem Eisprung am 14. Tag. Dies entspricht kaum der Realität. Tatsächlich haben 60–80 % der Menstruierenden einen Zyklus von 21–34 Tagen, wobei von Monat zu Monat Schwankungen auftreten können. Als ein gesunder Zyklus gelten sogar 21–45 Tage, 90 % der Menstruierenden kann man hier einordnen. Ein regelmäßiger Zyklus hat sich bei den meisten Personen mit etwa 19–20 Jahren eingependelt.[14]

Wir möchten dir in diesem Buch die zyklusangepasste Ernährung nahebringen, weil es möglich ist, dein Wohlbefinden damit über den gesamten Menstruationszyklus hinweg zu steigern. Dafür ist es aber zunächst notwendig, dass du beurteilen kannst, in welcher Zyklusphase du dich befindest.

Die Phasen eines Zyklus im Überblick

Der Zyklus gliedert sich in mehrere Abschnitte, in der Regel wird von 2 Phasen ausgegangen: Follikel- und Lutealphase. Die Follikelphase unterteilt sich in Menstruation (auch frühe Follikelphase), Proliferationsphase (auch späte Follikelphase) und Eisprung, es schließt sich die Lutealphase an, die die ischämische Phase beinhaltet. Es ist streng genommen übrigens nicht korrekt, von Zyklushälften zu sprechen, auch wenn man dies oft liest. Die Zyklusabschnitte dauern unterschiedlich lang, der Eisprung muss nicht in der Mitte des Zyklus auftreten.

Der Zyklus startet am ersten Tag der Menstruation, wenn zuvor keine Befruchtung der Eizelle stattgefunden hat. Während der Menstruation werden die abgestorbene Gebärmutterschleimhaut und die unbefruchtete Eizelle mit einer Mischung aus Blut und Vaginalsekret ausgestoßen. Während der Menstruation sind die Östrogen- und Progesteronlevel niedrig.

Wurde die Schleimhaut abgestoßen, steigen die FSH-Level und regen im Eierstock die Follikel zur Reifung an. Durch die Eizellreifung steigt nun ebenfalls der Östrogenspiegel. Diese Phase wird Proliferationsphase genannt. Auch die Schleimhaut in der Gebärmutter regeneriert sich unter der Östrogenwirkung. Die Progesteronwerte sind in der späten Follikelphase weiterhin niedrig.

Durch den steigenden Östrogenanstieg kommt es 24–36 Stunden vor dem Eisprung zu einem starken Anstieg von LH. Etwa 24 Stunden danach wird eine voll ausgereifte Eizelle aus dem Follikel ausgestoßen und an den Eileiter übergeben. Der Östrogenspiegel fällt nun drastisch ab. Menstruation, Proliferationsphase und Eisprung bilden die Follikelphase. Ihre Dauer ist variabel.

An den Eisprung schließt sich die Lutealphase an. Der leere Follikel verbleibt im Eierstock und wandelt sich zum Gelbkörper um. Dieser bildet Progesteron, die Level steigen und die Basaltemperatur ebenso. Unter Progesteronwirkung wird die Gebärmutterschleimhaut verdickt, um eine befruchtete Eizelle aufnehmen zu können. Kommt es nicht zur Befruchtung, verkümmert der Gelbkörper und der Progesteronspiegel sinkt wieder. Wenn die Progesteron- und Östrogenlevel ihr Minimum erreichen, wird die Versorgung der Schleimhaut mit Blut und Nährstoffen eingestellt. In der ischämischen Phase stirbt die Gebärmutterschleimhaut ab. Die Länge der Lutealphase ist relativ konstant und liegt zwischen 12 und 16 Tagen ab Eisprung. Ein neuer Zyklus beginnt mit dem

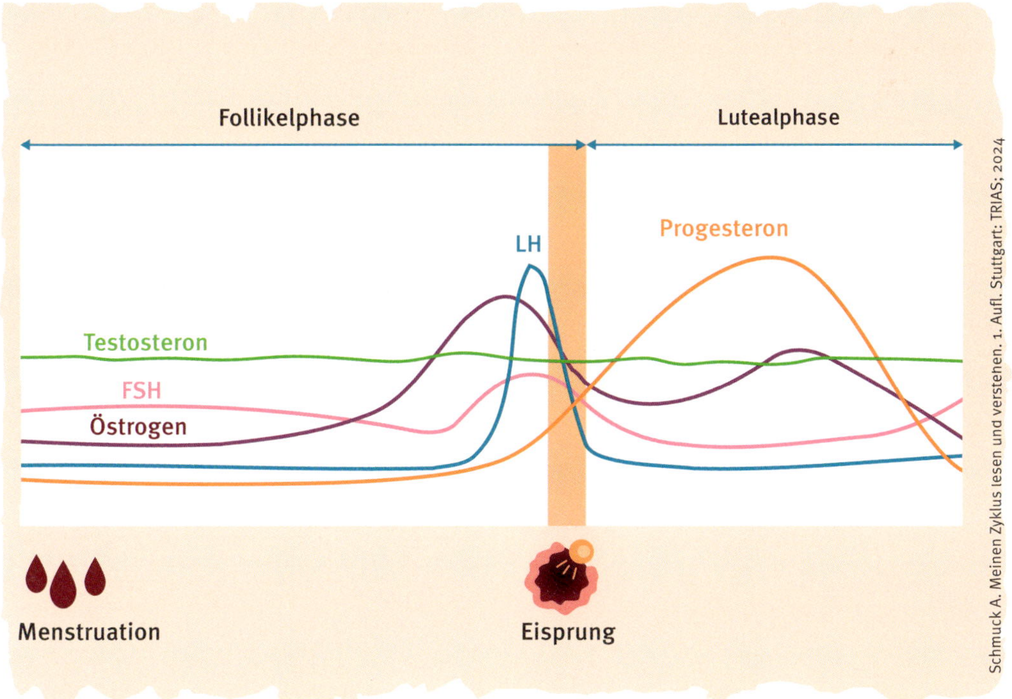

Der monatliche Zyklus ist in verschiedene Phasen unterteilt.

Schmuck A. Meinen Zyklus lesen und verstenen. 1. Aufl. Stuttgart: TRIAS; 2024

Abstoßen der Gebärmutterschleimhaut am ersten Tag der Menstruation.

Die einzelnen Phasen des Zyklus sind nicht alle so offensichtlich erkennbar wie die Menstruation. Dennoch gibt es einige körperliche Veränderungen, die man mit etwas Übung gut beobachten und einordnen kann. Diese Veränderungen werden auch in der natürlichen Familienplanung verwendet, um das fruchtbare Fenster zu erkennen. Zunutze macht man sich dabei die Konsistenz des Zervixschleims, die Körpertemperatur und die Beschaffenheit des Muttermundes.

Menstruation

Klar erkennbar ist die Menstruation. Im Modell wird sie an den Tagen 1–4 des Zyklus eingeordnet. Tatsächlich dauert sie bei 80–90 % der Menstruierenden aber 2–7 Tage. Während der Menstruation werden 30–60 ml eines Blut-Schleimhaut-Gemisches ausgestoßen. Die Blutung ist am ersten Tag am stärksten und nimmt in der Regel schon ab dem 2. Tag ab. Die Farbe des Gemisches variiert während der Menstruation. Zu Beginn ist es kräftig rot, zum Ende hin wird altes Blut ausgeschieden und die Farbe verändert sich zu einem bräunlichen Rot. Die Konsistenz des Blut-Schleimhaut-Gemisches sollte eher dickflüssig als flüssig sein, kleine Klümpchen aus Gewebe oder Gerinnsel sind normal.

Abweichungen können für ein Hormonungleichgewicht sprechen. So kann ein heller Rotton zu Beginn der Blutung auf einen niedrigen Östrogenspiegel hindeuten. Dunkelrotes Blut mit größeren Klumpen kann dagegen auf einen hohen Östrogenspiegel schließen lassen.

Heavy Bleeding

Von Heavy Bleeding, häufig in Zusammenhang mit einem Hormonungleichgewicht

Was ist der Mittelschmerz?

Ein Phänomen, das von etwa 40 % der Menstruierenden wahrgenommen wird, ist der Mittelschmerz. Er tritt um den Zeitpunkt des Eisprungs auf, die korrekte Bezeichnung ist deshalb Ovulationsschmerz. Dieser wird als leichtes Ziehen bis hin zu einem krampfartigen Schmerz auf der Seite des sich entwickelnden Follikels empfunden. Bei einigen Menstruierenden besteht der Schmerz über mehrere Tage. Bei anderen kommen noch Beschwerden wie Rückenschmerzen, Gliederschmerzen, ein angespanntes Gefühl im Becken, ein Druckgefühl im Unterleib, Kopfschmerzen, Hitzewallungen oder Blähungen dazu. Der Ovulationsschmerz tritt dann auf, wenn die LH-Konzentration am höchsten ist und auch der Östrogenspiegel stark ansteigt. Dennoch ist die eigentliche Ursache unklar. Es wird vermutet, dass es sich um Spannungsschmerzen im Eileiter durch das schnelle Wachstum des Follikels oder das Platzen des Follikels handelt. Eine andere Ursache könnte die durch den Eisprung getriggerte Ausschüttung von Prostaglandinen sein. Das sind proentzündliche Botenstoffe, die Entzündungsschmerzen verursachen können.[15]

oder einer gynäkologischen Grunderkrankung, spricht man bei sehr großem Blutverlust von mehr als 80 ml pro Periode. Wenn du deine Periodenprodukte etwa alle 1–2 Stunden wechseln oder entleeren musst und deine Periode auch häufig länger als 7 Tage dauert, lohnt es sich, dies gynäkologisch abklären zu lassen.

Proliferationsphase

Die Proliferationsphase beginnt im Modellzyklus am 5. Tag und dauert bis zum 12./14. Tag. Der Beginn der Proliferationsphase ist klar erkennbar, wenn kein Blut-Schleimhaut-Gemisch mehr ausgeschieden wird. Interessant für die natürliche Familienplanung ist, wann das fruchtbare Zeitfenster beginnt. Dies kann anhand der Beschaffenheit von Zervixschleim und Muttermund beurteilt werden. Direkt nach der Menstruation ist kaum Schleim vorhanden, der Ausfluss ist eher klumpig, trocken und weißlich. Der Muttermund ist geschlossen und ragt weit in die Vagina Richtung Vulva hinein, sitzt also tief. Je näher der Eisprung rückt, desto weicher wird der Muttermund. Die Öffnung vergrößert sich und der Muttermund zieht sich immer weiter nach innen zurück. Die Menge an Zervixschleim nimmt zu und dieser wird immer klarer und feuchter. Viel klarer, flüssiger Zervixschleim markiert den Beginn des fruchtbaren Fensters. Der flüssige Schleim ermöglicht es den Spermien, von der Vagina in die Gebärmutter zur Eizelle zu gelangen.

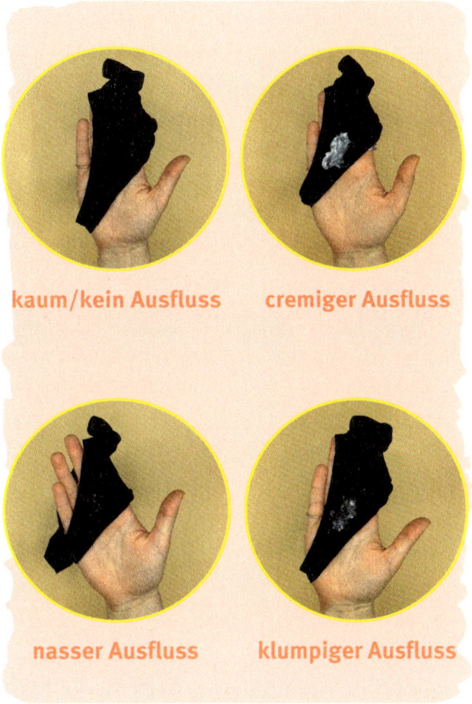

Die Beschaffenheit des Zervixschleims kann dir anzeigen, wann deine fruchtbare Phase beginnt.

Eisprung

Im Modell findet der Eisprung am 12.–14. Tag statt. Zu diesem Zeitpunkt ist der Schleim spinnbar, d. h., er zieht Fäden, wenn man ihn zwischen den Fingern bewegt. Die Konsistenz kann mit der von Eiklar verglichen werden. Der Muttermund ist weich und geöffnet. Durch die hohen Östrogenwerte kann die Basaltemperatur kurz vor dem Eisprung abfallen, mit dem Eisprung steigt sie um 0,2–0,6 Grad an. Jetzt spüren 40 % der Menstruierenden den Mittelschmerz (Seite 28).

Bei Kinderwunsch kannst du den Eisprung mittels LH-Teststreifen etwa 24–36 Stunden vorher feststellen. Wichtig ist zu wissen, dass sich dies nicht als Verhütungsmethode eignet, da das fruchtbare Fenster durch die

Lebensdauer der Spermien bereits 5 Tage vor dem Eisprung beginnt. LH-Teststreifen eignen sich aber zur Bestimmung des optimalen Zeitpunktes für den Geschlechtsverkehr bei Kinderwunsch.

Lutealphase

Vom 15. bis zum 28. Tag findet laut Modell die Lutealphase statt. In dieser ist die Basaltemperatur um etwa 0,2–0,3 Grad höher als in der Follikelphase. Die Menge an Zervixschleim nimmt direkt nach dem Eisprung ab, seine Konsistenz wird dicker und trüb, cremig oder klebrig. Der Muttermund schließt sich, wird fest und senkt sich in die Vagina ab.

Die Lutealphase hat eine konstante Länge. Wenn du einen regelmäßigen Zyklus hast, kannst du so die Dauer der Follikelphase abschätzen. Ziehe dafür vom ersten Tag deiner Menstruation 14 Tage ab. Dieser Tag markiert den Eisprung – plus, minus 2 Tage. Die Follikelphase dauert vom ersten Tag der Menstruation bis zum Eisprung.

Wichtige Hinweise für die Zyklusbeobachtung

Die Zyklusbeobachtung ist nur sicher, wenn die Veränderungen regelmäßig über mehrere Zyklen dokumentiert und einige Dinge beachtet werden. Es sollten mindestens 2 Merkmale in Kombination beobachtet werden, da ein Merkmal für die Beurteilung der Zyklusphase als unsicher gilt.

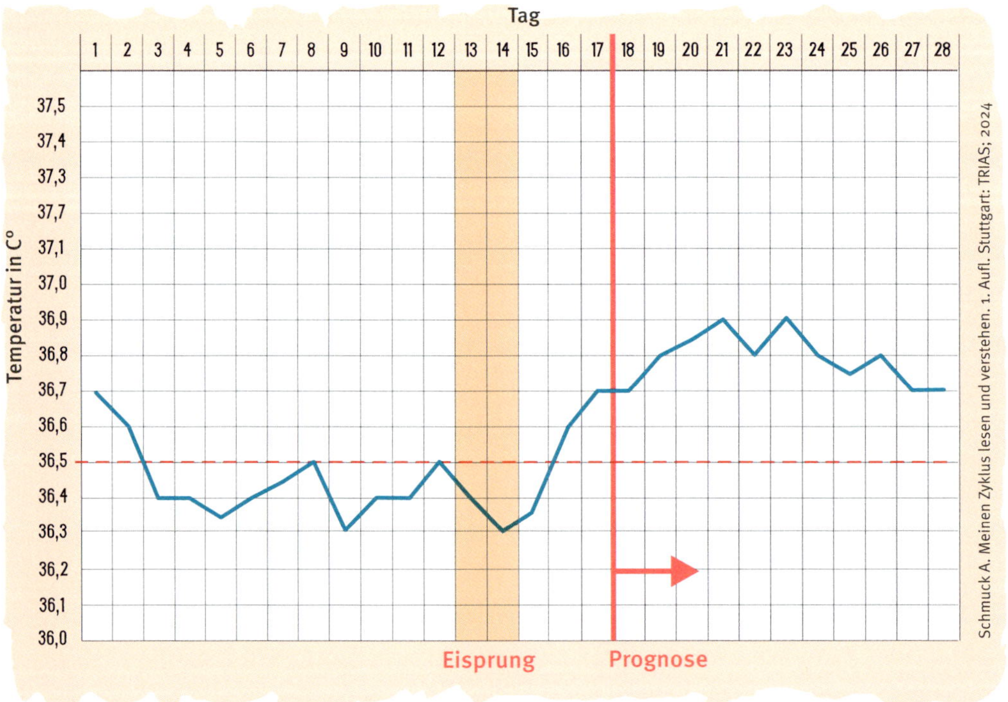

Die Basaltemperatur zeigt an, in welcher Phase deines Zyklus du dich befindest.

Vulva oder Vagina?

Die Vulva ist der äußere Bereich des weiblichen Genitales und umfasst die inneren und äußeren Vulvalippen, die Klitoris, die Harnröhrenöffnung und die Vaginalöffnung. Die Vagina ist der innere Teil des weiblichen Genitaltrakts. Du kannst sie dir vorstellen wie einen muskulösen Schlauch, der von der Vulva bis zum Gebärmutterhals reicht.

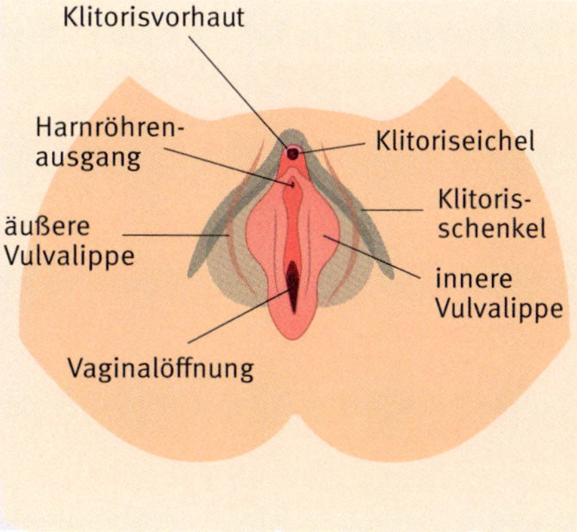

Schmuck A. Meinen Zyklus lesen und verstehen. 1. Aufl. Stuttgart: TRIAS; 2024

Für die Temperaturbestimmung muss ein Thermometer mit 2 Nachkommastellen benutzt werden, da nur so die minimale Temperaturänderung um 0,2 Grad eindeutig festgestellt werden kann. Die Basaltemperatur muss direkt nach dem Wachwerden in der Vagina oder im Anus gemessen werden. Die Stelle darf während eines Zyklus nicht gewechselt werden. Außerdem sollte man mindestens 1 Stunde vor der Messung geschlafen haben.

Der Zervixschleim wird am besten mit einem sauberen Finger am Scheideneingang aufgenommen. Um die Konsistenz beurteilen zu können, wird er zwischen Daumen und Zeigefinger verrieben. Um die Spinnbarkeit zu testen, werden Daumen und Zeigefinger auf- und zugeklappt. Alternativ kann der Schleim auch zwischen Toilettenpapier bewegt werden. Auch Farbe und Geruch sollten notiert werden.

Zur Untersuchung des Muttermundes am besten in die Hocke gehen oder ein Bein aufstellen. Mit 2 sauberen Fingern kann man in der Vagina den Muttermund ertasten. Dieser fühlt sich rundlich an und hat eine glattere Oberfläche als die Vaginalwände. In der Mitte befindet sich eine Vertiefung. Während eines Zyklus sollten immer die gleichen Finger und die gleiche Position zur Untersuchung gewählt werden. Der Zustand und die Lage des Muttermundes werden notiert.

Mit etwas Übung kannst du eine für dich alltagstaugliche Routine entwickeln. Wichtig ist Kontinuität, um bei dir kleinste Veränderungen oder Abweichungen wahrnehmen zu können.

Bist du in Balance? – Hormonungleichgewicht

Viele Faktoren können den Hormonhaushalt durcheinanderbringen und zu Zyklusunregelmäßigkeiten, -beschwerden, Unfruchtbarkeit oder gynäkologischen Erkrankungen führen.

In den vorherigen Kapiteln haben wir die physiologischen Zusammenhänge zwischen den Hormonen und dem weiblichen Zyklus beschrieben – den Lehrbuchzyklus. Leider ist dieser häufig nicht die Realität. Beachte: Später im Buch (Seite 57) erläutern wir die Herkunft der von uns verwendeten Studien. Bitte behalte diese Informationen im Hinterkopf, wenn du deine Ernährung anpasst.

Östrogendominanz

Sehr häufig ist ein Ungleichgewicht im Progesteron-Östrogen-Haushalt. Der Östrogenhaushalt kann u. a. besonders durch Lebensstilfaktoren aus dem Gleichgewicht geraten. So kann sich eine an Fleisch und Milchprodukten reiche Ernährung wegen der tierischen Hormone und der Fettzusammensetzung ungünstig auf die Östrogenproduktion auswirken. Dauerstress ruft erhöhte Cortisolspiegel hervor, die wiederum zu einem Mangel an Progesteron und damit zu einer indirekten Östrogendominanz führen können. Östrogen wird zu geringem Anteil auch in Fettgewebe gebildet. Bei bestehendem Mehrgewicht erhöht sich die im Fettgewebe gebildete Menge an Östrogen, was zu einem Überschuss beitragen kann. Alkoholkonsum belastet nicht nur die Leber, die für den Abbau von überschüssigen Östrogenen zuständig ist, sondern schadet auch den Darmbakterien, die eine Rolle beim Östrogenstoffwechsel spielen (Seite 18) und behindert die Aufnahme von für die Östrogenregulation wichtigen Nährstoffen. Einen enormen Einfluss hat außerdem die Belastung mit Xenoöstrogenen und endokrinen Disruptoren (Seite 18). Und auch die Antibabypille kann Östrogene enthalten und dadurch zu einer Östrogendominanz beitragen. Während der Wechseljahre kommt es durch die abnehmende Produktion von Progesteron besonders in den ersten Jahren zu einer indirekten Östrogendominanz.

Östrogendominanz bzw. ein hoher Östrogenspiegel erhöht das Risiko für Brustkrebs, da Östrogene das Wachstum von Brustgewebe fördern und die Reparatur von geschädigten Zellen unterbinden können.

Häufige Symptome bei Östrogendominanz:

- Wassereinlagerungen
- Brustspannen
- PMS
- Gewichtszunahme an Hüfte, Oberschenkeln und Bauch
- Menstruationsschmerzen
- Schlafstörungen
- Kopfschmerzen oder Migräne
- Reizbarkeit, Stimmungsschwankungen, Ängste, depressive Verstimmung
- Gedächtnis- und Konzentrationsschwäche
- Müdigkeit
- Libidoverlust
- Myome oder Zysten
- Schilddrüsenstörungen
- erhöhtes Risiko für Krebserkrankungen (Gebärmutter, Brust, Eierstöcke)

Östrogen und Schilddrüse

Östrogendominanz und Mehrgewicht sind eng miteinander verbunden. Östrogen regt die Synthese und Ausschüttung von Thyroxinbindendem Globulin (TBG) in der Leber an. Dieses bindet die Schilddrüsenhormone T3 und T4. Dadurch stehen diese den Körperzellen nicht zur Verfügung. Obwohl die Schilddrüse genug Hormone bildet, kommt es so zu Symptomen einer Schilddrüsenunterfunktion, u. a. Gewichtszunahme. Die Krux: Fettgewebe bildet ebenfalls Östrogen und verstärkt dadurch die Dominanz.

Östrogenmangel

Östrogenmangel kann durch Unter- oder Mangelernährung, exzessiven Sport oder die Einnahme der Antibabypille verursacht werden. Bei nicht ausreichender Energieversorgung geht der Körper in den Sparmodus. Eine Sparmaßnahme ist die gedrosselte Produktion von Sexualhormonen. Östrogene werden zum Teil im Fettgewebe produziert. Ist wenig Fettgewebe vorhanden, etwa bei einer Essstörung, kann es zu einem Mangel kommen. Auch wenn wichtige Nährstoffe für die Produktion von Östrogenen fehlen, wird die Produktion heruntergefahren. Unter- und Mangelernährung haben außerdem Einfluss auf die Funktion von Hypophyse und Hypothalamus, welche die Produktion von Sexualhormonen steuern. Exzessiver Sport kann ähnliche Auswirkungen haben. Zudem stellen sowohl eine mangelnde Ernährung als auch exzessiver Sport einen Stressreiz für den Organismus dar, der Auswirkungen auf die Funktion von Nebennieren, Hypophyse und Hypothalamus hat.

Östrogenmangel tritt selbstverständlich auch auf, wenn die Eierstöcke eine Fehlfunktion haben oder entfernt wurden. Auch die Einnahme einer zu niedrig dosierten Antibabypille kann zu Östrogenmangel-Symptomen führen.

Ausbleibendes Baby-Glück durch Östrogenmangel?

Östrogenmangel erschwert eine Schwangerschaft. Durch ihn kommt es zu Zyklusschwankungen und möglicherweise zum Ausbleiben des Eisprungs, da die Reifung der Eizellen beeinträchtigt ist. Außerdem hat Östrogen Einfluss auf die Beschaffenheit des Zervixschleims. Bei Östrogenmangel bleibt dieser unter Umständen so dickflüssig, dass es den Spermien schwierig bis unmöglich ist, in die Gebärmutter aufzusteigen.

Hormonungleichgewicht durch Schlafmangel

Auf den ersten Blick gar nicht so selbsterklärend ist der Einfluss von Schlafmangel auf das Hormongleichgewicht. Auf den zweiten Blick entdeckt man jedoch viele Zusammenhänge, denn im Schlaf erfolgt der Abbau überschüssiger Hormone. Ist der Nachtschlaf regelmäßig reduziert, kann das zu einem Hormonungleichgewicht führen. Zudem wird während der Nachtruhe das tagsüber ausgeschüttete Cortisol abgebaut. Bei ausbleibendem Schlaf bleiben die Cortisol-Level erhöht, was die beschriebenen Auswirkungen auf das Hormonsystem (Seite 22) hat. Ein erhöhter Cortisolspiegel verhindert außerdem die Ausschüttung von Melatonin und stört wiederum die Nachtruhe.
Während des Schlafens wird Fett abgebaut. Cortisol ist jedoch ein Hormon, das die Speicherung von Fett fördert. Insulin blockiert nicht nur die nächtliche Fettverbrennung, sondern führt zusätzlich zu entzündlichen Reaktionen. Zu einem hohen Insulinspiegel während der Nacht kann es u. a. durch ein kohlenhydratreiches Abendessen, Alkoholkonsum am Abend oder unruhigen Schlaf kommen. Ein Teufelskreis: Schlafmangel verringert die Insulinsensitivität der Körperzellen, sodass vermehrt Insulin ausgeschüttet werden muss. Dauerhafter Schlafmangel kann so eine Insulinresistenz nach sich ziehen.
Schlafmangel hat auch Auswirkungen auf das Essverhalten: Die Hormone Leptin und Ghrelin sind für die Regulierung von Sättigung und Hunger zuständig. Schlafmangel senkt den Leptinspiegel und steigert den von Ghrelin. Die Folge sind ein geringeres Sättigungsgefühl und vermehrter Appetit und Hunger.

Es juckt und zwickt untenrum?

Ein häufiges Symptom von Östrogenmangel ist Scheidentrockenheit, denn Östrogene sind für die gesunde Funktion der vaginalen Schleimhautzellen zuständig. Bei Östrogenmangel kann es zu einer reduzierten Sekretion von Vaginalflüssigkeit kommen. Die Folgen sind Jucken und Reizungen sowie mögliche Schmerzen beim Geschlechtsverkehr. Dies kann Auswirkungen auf die Psyche haben und die Libido und Erregbarkeit somit schwer beeinträchtigen.

Der Vaginalschleim bildet zusammen mit der mikrobiellen Besiedelung der Vagina eine wichtige Barriere gegen Krankheitserreger wie Bakterien und Pilze. Bei Östrogenmangel sind deshalb regelmäßige Scheidenpilzinfektionen, Vaginose oder auch Harnwegsinfekte nicht selten.[16]

Weitere Beschwerden

Östrogenmangel kann zur vorzeitigen Hautalterung beitragen, da verschiedene Prozesse wie Hyaluronsäure- und Kollagenbildung oder Talgproduktion unter Beteiligung von Östrogenen ablaufen.[17] Ein Östrogenmangel hat eine trockene, schuppige Haut mit hohem Feuchtigkeitsverlust und eingeschränkter Regenerationsfähigkeit zur Folge.

Östrogene haben zudem einen Einfluss auf das Immunsystem und auf die T-Zellen. Diese spielen eine Rolle beim Knochenaufbau. Östrogenmangel, vor allem in den

Wechseljahren, führt daher zu einem vermehrten Abbau von Knochensubstanz mit einem erhöhten Osteoporose-Risiko.[18]

Viele Studien zeigen außerdem, dass sich ein Östrogenmangel auf den Energiehaushalt auswirkt und zu Mehrgewicht, metabolischem Syndrom oder Diabetes Typ 2 führen kann.[19]

Auch Sehprobleme oder Herz-Kreislauf-Erkrankungen im Alter stehen mit dem Mangel an Östrogenen nach der Menopause im Zusammenhang.[20]

Häufige Symptome bei Östrogenmangel:

- Zyklusunregelmäßigkeiten, Zwischenblutungen
- Unfruchtbarkeit
- trockene Haut, Haare und Schleimhäute (besonders auch Scheidentrockenheit)
- vorzeitige Hautalterung
- Hitzewallungen, Nachtschweiß
- Schlafstörungen
- Gelenkschmerzen
- reduzierte Konzentration und Merkfähigkeit
- Erschöpfungszustände
- Blasenschwäche, häufige Harnwegsinfekte
- psychische Labilität mit Stimmungsschwankungen, Depression, Aggressionen, Reizbarkeit
- Libidoverlust
- Schmerzen beim Geschlechtsverkehr

Natürlicher Östrogenmangel

Ein Östrogenmangel kann natürliche Ursachen haben. So tritt er während der Wechseljahre und nach der Menopause sowie nach der Schwangerschaft auf. Während der Schwangerschaft ist der Östrogenspiegel noch hoch. Schwangere haben dadurch oftmals volles, glänzendes Haar und eine strahlende, pralle Haut. Nach der Geburt sinkt der Östrogenspiegel, die Wirkung von Östrogen auf die Haarfollikel nimmt ab. Dadurch wechseln die überfälligen Follikel von der Wachstumsphase in die Ruhepause und es kommt zu einem gefühlt erhöhten Haarausfall etwa 2–4 Monate nach der Geburt. Auch die Haut kann sich verschlechtern, wenn die Wirkung von Testosteron nicht ausreichend durch Östrogen ausgeglichen wird.

Ernährung zur Regulierung des Östrogenhaushaltes

Um die Belastung mit endokrinen Disruptoren zu minimieren, solltest du auf Bio-Lebensmittel zurückgreifen, denn der Einsatz von Pestiziden, Herbiziden, Steroiden und Antibiotika ist in der Bio-Landwirtschaft verboten.

Eine fettarme und ballaststoffreiche Ernährung kann die Östrogenspiegel senken.[21] Ballaststoffe unterstützen die Ausscheidung von Östrogenen, indem sie abgebaute Östrogene im Darm binden. Sehr empfehlenswert ist außerdem der regelmäßige Verzehr von Kreuzblütlern, z. B. sämtliche Arten von Kohl, Kresse, Senf und Rettich. Sie enthalten Senföle, die den Abbau und die Ausscheidung von Östrogenen unterstützen können.[22]

Lignane sind Pflanzenstoffe, die einen positiven Einfluss auf den Östrogenspiegel haben. Der tägliche Verzehr von lignanreichen Lebensmitteln ist daher empfehlenswert. Besonders viele Lignane stecken in Leinsamen. Soja und Sojaprodukte enthalten Isoflavone. Diese gelten als Phytoöstrogene und können die Regulierung des Östrogenhaushaltes ebenso unterstützen.[23]

Gemieden werden sollten Kaffee, Industriezucker sowie Alkohol. Der Konsum von Fleisch und Milchprodukten sollte reduziert werden.

Progesteronmangel

Ein Progesteronmangel wird spätestens dann bemerkt, wenn eine gewünschte Schwangerschaft nicht eintritt oder es zu wiederholten Schwangerschaftsverlusten in der Frühschwangerschaft kommt. Eine häufige Ursache ist eine Gelbkörperschwäche, die durch verschiedene Faktoren wie Hyperprolaktinämie, Schilddrüsenunterfunktion, exzessiven Sport, Essstörungen oder die Einnahme von hormonellen Verhütungsmitteln begünstigt werden kann.

Chronischer Stress kann zu einem Progesteronmangel führen, da Cortisol aus Progesteron gebildet werden kann, um den Bedarf zu decken. Das Progesteron steht somit an anderer Stelle nicht zur Verfügung.

Generell können ein ausbleibender Eisprung und Zyklusstörungen ebenso einen Progesteronmangel begünstigen, da es ohne Eisprung auch nicht zur Bildung eines Gelbkörpers kommt. Der Mangel an Nährstoffen, die zur Hormonregulation beitragen oder Effekte auf Eierstöcke und Schilddrüse haben (z. B. Vitamin B_6, Vitamin B_{12}, Vitamin C, Vitamin E, Selen oder Magnesium), kann ebenfalls zu einem Ungleichgewicht im Östrogen-Progesteron-Haushalt führen.

Natürlicher Progesteronmangel

Ein natürlicher Progesteronmangel tritt bereits in den frühen Wechseljahren auf. In den Eierstöcken nimmt die Zahl reifungsfähiger Eizellen immer weiter ab. Dadurch kann es immer häufiger zu einem Zyklus ohne Eisprung kommen. Ohne Eisprung wird kein Gelbkörper gebildet, welcher Progesteron produziert. Mit dem Fortschreiten der Wechseljahre nimmt der Progesteronspiegel immer weiter ab. Dies geht zu Beginn mit einer relativen Östrogendominanz einher, bis auch die Östrogenspiegel immer weiter sinken. Progesteronmangel ist eine Ursache für die typischen Wechseljahresbeschwerden wie Hitzewallungen, Schlafstörungen, Stimmungsschwankungen und vaginale Trockenheit.

Häufige Symptome bei Progesteronmangel

- PMS
- Zyklusstörungen
- starke und schmerzhafte Menstruation
- Schmierblutungen
- Wassereinlagerungen, geschwollene und schmerzende Brüste
- Schlafstörungen, Energiemangel, Nachlassen des Denkvermögens mit Vergesslichkeit
- Gewichtszunahme
- Blutdruckschwankungen
- Haarausfall, Hautprobleme
- Libidoverlust
- Schilddrüsenstörungen
- Myome an der Gebärmutter
- Zysten in Brust und Eierstöcken
- Kopfschmerzen, Migräne
- depressive Verstimmungen, Traurigkeit, Ängste
- Aggressionen
- unerfüllter Kinderwunsch, erhöhtes Risiko für Fehlgeburten

Das Mikrobiom

Das menschliche Mikrobiom bezeichnet das gesamte Erbgut der Bakterien, Viren und Pilze, die in und auf dem menschlichen Körper leben. Es hat einen entscheidenden Einfluss auf die Frauengesundheit.

Ganze 99 % dieser Mikroorganismen leben im Darm, daher sind in der Regel die Darmbakterien gemeint, wenn von Mikrobiom gesprochen wird. Es hat Einfluss auf zahlreiche Stoffwechselvorgänge im Körper und seine Zusammensetzung wirkt sich auf die Gesundheit des Organismus bzw. auf das Risiko für die Entstehung von Krankheiten aus.

Mikrobiom und Hormone

Ein enger wechselseitiger Zusammenhang besteht zwischen dem Mikrobiom und dem Östrogen-Progesteron-Haushalt.[25] So kann eine Östrogendominanz zu einer Dysbiose der Darmbakterien führen, da Östrogene die Bildung entzündungsfördernder Stoffe fördern. Solche Entzündungen können zusätzlich die Durchlässigkeit der Darmwand erhöhen (Leaky-Gut-Syndrom), was wiederum die Entzündungen verstärkt.[26] Über die Darm-Hirn-Achse kann ein disharmonisches Mikrobiom Einfluss auf die mentale Verfassung nehmen. Serotonin, Dopamin, Norepinephrin und Gamma-Aminobuttersäure (GABA), wichtige Botenstoffe für Stimmung und Psyche, werden auch vom Mikrobiom gebildet, des Weiteren Leptin, Neuropeptid-Y, Galanin, Ghrelin und Orexin, welche für Appetit und Schlaf verantwortlich sind. Ein Dysbiose kann PMS-Symptome wie depressive Verstimmungen, Ängste, Gereiztheit, erhöhten Appetit oder Schlafstörungen verstärken.[27]

Mikrobiom und PMS

Umgekehrt hat die Zusammensetzung des Mikrobioms Einfluss auf den Hormonstatus. Einige Studien fanden bei Personen mit PMS eine verringerte Anzahl von Stämmen, die antientzündliche und antioxidative Stoffe fördern. Wie bereits angesprochen, besitzen einige Stämme das Enzym β-Glucoronidase, welches Östrogene in ihre aktive Form überführt und so Einfluss auf das Östrogenrecycling im Darm hat.[28] Die Aktivität von β-Glucoronidase ist verbunden mit einem erhöhten Risiko für PMS. Diese Beobachtungen werden durch das Ergebnis gestärkt, dass die Einnahme von Antibiotika das Östrogenlevel verringert.[29]

Ernährung zur Regulierung eines Progesteronmangels

Im Prinzip gelten dieselben Empfehlungen wie für den Östrogenhaushalt (Seite 35), da Beschwerden im Östrogen-Progesteron-Haushalt durch das verschobene Verhältnis zwischen den beiden Hormonen entstehen. Ein Progesteronmangel bei einem normalen Östrogenspiegel bringt die Symptome einer Östrogendominanz mit sich.

Um die Produktion und Regulation von Progesteron zu unterstützen, sollte der Bedarf an Vitamin B_6, Vitamin B_{12} und Vitamin C gedeckt werden. Diese Vitamine haben verschiedene Funktionen, wirken aber u. a. auf die Nebennieren- oder Eierstockfunktion und tragen zur Synthese von Steroidhormonen bei. Auch Magnesium unterstützt die Funktion der Nebennieren.

Antioxidanzien wirken schützend auf die Eierstöcke, und Studien haben gezeigt, dass der Verzehr von Antioxidanzien die Wahrscheinlichkeit für Schwangerschaften erhöht.[24] Ein starkes Antioxidans ist Vitamin E, das sich in ölreichen Früchten und Pflanzenölen befindet.

Die Rolle der Schilddrüse beim Gleichgewicht der Sexualhormone wurde bereits besprochen (Seite 19). Für eine gesunde Funktion benötigt die Schilddrüse Selen, Jod sowie Eisen.

Testosteronüberschuss

Ein Testosteronüberschuss bei erwachsenen Personen kann mit verschiedenen Krankheitsbildern einhergehen, z. B. PCOS (Seite 46) oder dem adrenogenitalen Syndrom. Auch Erkrankungen der Eierstöcke oder Nebennieren sowie Doping mit Androgenen können bei Frauen zu einem Testosteronüberschuss führen. Häufig tritt dieser jedoch nach dem Absetzen der Antibabypille in Form des sogenannten Androgen-Rebounds auf.

Durch die Einnahme der Pille werden die Testosteronspiegel gesenkt. Das wird z. B. gezielt bei starken Hautbeschwerden im Teenageralter oder hormoneller Akne genutzt. Je nachdem, welche Inhaltsstoffe die Pille enthält, wird nach der Einnahme im Körper entweder vermehrt SHBG gebildet, welches Testosteron bindet, und/oder die Testosteronproduktion und ihre Rezeptorbindefähigkeit werden gehemmt. Die Kommunikation zwischen Gehirn und Eierstöcken wird durch die Pille eingeschränkt.

Durch das Absetzen der Pille entfällt ihre antiandrogene Wirkung. Die körpereigene Testosteronproduktion wird angekurbelt, gleichzeitig fällt die Unterdrückung der Kommunikation zwischen Gehirn und Eierstöcken durch die Pille weg und es kommt zu einer überschießenden Testosteronbildung.

Eine Nebenwirkung der Pilleneinnahme kann Insulinresistenz sein, da die Pille den Insulinstoffwechsel beeinflusst. Erhöhte Insulinwerte regen die Testosteronproduktion an und hemmen die Bildung von SHBG. Die Folge ist mehr aktives Testosteron.

Häufige Symptome bei Testosteronüberschuss:
- Haarausfall
- Akne, ölige Haut
- Körperbehaarung an männlich gelesenen Stellen (Hirsutismus)
- tiefe Stimme

- Vergrößerung der Klitoris
- Zunahme an Muskelmasse
- Insulinresistenz
- Zyklusstörungen
- Unfruchtbarkeit
- Stimmungsschwankungen

Ernährung zur Regulierung eines Testosteronüberschusses

Lebensmittel, die einen Einfluss auf die SHBG-Konzentration haben können, sind bei einem Testosteronüberschuss sinnvoll.[30] Besonders empfehlenswert sind frisch gemahlene Leinsamen. Sie stellen zusätzlich eine hervorragende Quelle für antientzündliche Omega-3-Fettsäuren dar. Inhaltsstoffe in Pfefferminze, Lakritz und grünem Tee scheinen ebenfalls zur Senkung der Testosteronspiegel beizutragen.[31] Und laut einiger Studienergebnisse können sowohl Kürbiskerne als auch Brennnesseln die Umwandlung von Testosteron zu DHT (Dihydrotestosteron) verringern.[32]

Zusätzlich können bei einem Testosteronüberschuss bestimmte Symptome wie Haarausfall oder Akne durch eine darauf abgestimmte Ernährung gelindert werden.

Testosteronmangel

Ein Testosteronmangel kommt nicht häufig vor, kann aber z. B. auch durch das Absetzen der Pille verursacht werden, die die Produktion von SHBG anregt. Für gewöhnlich regulieren sich die Level innerhalb eines Jahres nach dem Absetzen. Es wurden aber bei einigen Pillen-Anwendenden noch nach über einem Jahr erhöhte Spiegel festgestellt.[33] Auch Stress, Funktionsstörungen der Eierstöcke, eine Überfunktion der Schilddrüse und andere Erkrankungen können zu einem Testosteronmangel führen.

Hinweis zur therapeutischen Ernährung

Studien zu einzelnen Wirkstoffen verwenden oftmals spezielle Zubereitungsformen (z. B. Extrakte oder ölige Lösungen). Es ist daher sinnvoll, sich bei klinisch relevanten Hormonschwankungen zusätzlich zum Konsum der entsprechenden Lebensmittel ärztlichen Rat zu therapeutischen Verzehrformen einzuholen.

Häufige Symptome bei Testosteronmangel:

- Muskelschwäche
- Gewichtszunahme
- Ängste, Depressionen, Reizbarkeit, Stimmungsschwankungen
- Schlafstörungen, Erschöpfung, Müdigkeit, Antriebslosigkeit
- verminderte Libido

Ernährung zur Regulierung eines Testosteronmangels

Omega-3-Fettsäuren unterstützen die Funktion der Eierstöcke und die Bildung von Testosteron. Und die Mikronährstoffe Vitamin D, Zink und Magnesium sind bei der Produktion von Testosteron beteiligt. Vitamin D sollte supplementiert werden, gute Quellen für Zink und Magnesium sind Nüsse, Saaten, dunkelgrünes Blattgemüse und Kohl (z. B. Grünkohl, Spinat und Brokkoli).

Auf Alkohol sollte verzichtet werden. Hochverarbeitete Lebensmittel sind oft reich an Zucker und ungesunden Fetten (gesättigte Fettsäuren und Transfette) und sollten daher gemieden werden. Auch Milchprodukte stehen im Verdacht, Einfluss auf den Testosteronstoffwechsel zu haben.

Sportliche Aktivität bei Hormonungleichgewicht

Regelmäßige sportliche Aktivität ist ein maßgeblicher Faktor für ein ausgewogenes Hormongleichgewicht und einen gesunden Organismus und soll deshalb nicht unerwähnt bleiben.

Fettgewebe ist östrogenbildend. Studien mit gesunden Frauen haben zeigen können, dass durch körperliche Aktivität – auch in Kombination mit einer Kalorienrestriktion –, bei der u. a. Körperfett reduziert wurde, der Spiegel an Gesamtöstrogen und freiem Östrogen signifikant gesenkt werden konnte.[34] Zusätzlich wurden prämenstruelle Beschwerden (Schmerzen, Wassereinlagerungen) verringert.[35]

Sport verbessert die Insulinsensitivität[36] und kann bei der Gewichtsstabilisierung helfen.[37] Nicht zu vernachlässigen sind die positiven psychischen Effekte von regelmäßiger sportlicher Aktivität, die durch die Verbesserung des Selbstbewusstseins sowie Reduzierung von depressiven Verstimmungen und Ängsten einen wichtigen Beitrag zum Stressmanagement leisten.

Nicht zu viel, aber ausreichend

Der Einfluss von sportlicher Aktivität wird besonders eindrücklich, wenn man die Folgen von exzessivem Sport betrachtet. Hier kann es u. a. zu Amenorrhö und einer Erhöhung des Osteoporose-Risikos kommen.[38] Für einen ausgewogenen Hormonhaushalt wird Menstruierenden daher empfohlen, 1–2-mal pro Woche ein Ausdauer- bzw. Intervalltraining (z. B. ein kurzes Lauftraining oder Schwimmen) und 2-mal pro Woche ein Ganzkörper-Krafttraining, angepasst an die jeweilige Zyklusphase (Seite 81), zu praktizieren.

Hierfür braucht es nicht zwangsläufig eine Mitgliedschaft im Fitnesscenter oder komplizierte Geräte. Yoga ist besonders empfehlenswert, da es je nach Stil nahezu für jeden praktizierbar ist und neben für die Muskulatur förderlichen Übungen gleichzeitig auch entspannende Momente hat. Nicht zu unterschätzen ist zudem die körperliche Aktivität abseits von Sport und Training. Spaziergänge bei Tageslicht bringen Bewegung und entspannen, sorgen bei guten Wetterverhältnissen für die Versorgung mit Vitamin D, bieten dem Körper Sauerstoff und unterstützen den Tag-Nacht-Rhythmus. Statt dem Auto öfter mal das Fahrrad zu benutzen oder zu Fuß zu gehen, kann für manche schon einen sehr großen gesundheitsförderlichen Unterschied machen.

Hormonell bedingte Krankheitsbilder

Eine Reihe von Krankheitsbildern steht mit den weiblichen Sexualhormonen in engem Zusammenhang. Ihre Symptome können durch eine entsprechende Ernährung abgemildert werden.

Später im Buch (Seite 57) erläutern wir die Herkunft der verwendeten Studien. Bitte behalte diese Informationen im Hinterkopf, wenn du deine Ernährung anpasst.

Endometriose

Bei Endometriose handelt es sich um eine der häufigsten gynäkologischen Erkrankungen, von der je nach Quelle etwa 5–15 % der Menstruierenden betroffen sind. Die durchschnittliche Dauer bis zur Diagnose beträgt im Schnitt 7,5 Jahre. Daher wird eine noch höhere Dunkelziffer von Betroffenen vermutet. Endometriose zeichnet sich durch gutartige Wucherungen von Gewebe aus, welches der Gebärmutterschleimhaut ähnelt. Diese treten jedoch außerhalb der Gebärmutterhöhle auf und wachsen stattdessen in benachbarten Geweben und Organen. So treten Endometrioseherde im Beckenraum, den Eierstöcken, Eileitern, dem Darm oder in tiefer liegendem Gebärmuttergewebe auf. Es wurden auch schon Endometrioseherde im Gehirn gefunden.

Das Endometriosegewebe scheint wie die Gebärmutterschleimhaut sensibel auf Sexualhormone zu reagieren und wächst genau wie diese im Laufe des Zyklus. Im Gegensatz zur Gebärmutterschleimhaut kann das Endometriosegewebe jedoch nicht ausgeschieden werden und sammelt sich in sogenannten »Schokoladenzysten«. Diese führen zu Entzündungen und Verwachsungen in den Organen, was zu extremen Schmerzen – bis zur Bewusstlosigkeit – führen kann. Ein weites Beschwerdebild aus Rückenschmerzen, zyklusunabhängigen Schmerzen, Verdauungsproblemen oder Beschwerden der harnleitenden Organe erschwert die Diagnose.

Die Ursache für Endometriose ist nicht eindeutig wissenschaftlich belegt. Sehr wahrscheinlich ist sie genetisch festgelegt, es wurden 40 Genorte entdeckt, die mit der Entstehung zusammenhängen. Zusätzliche Risikofaktoren sind kaum bis gar nicht beeinflussbar wie ein kurzer Zyklus, die Menarche vor dem Teenageralter, eine längere Fruchtbarkeit, wenige Schwangerschaften und eine kurze Stillzeit.

Einkaufsliste Endometriose

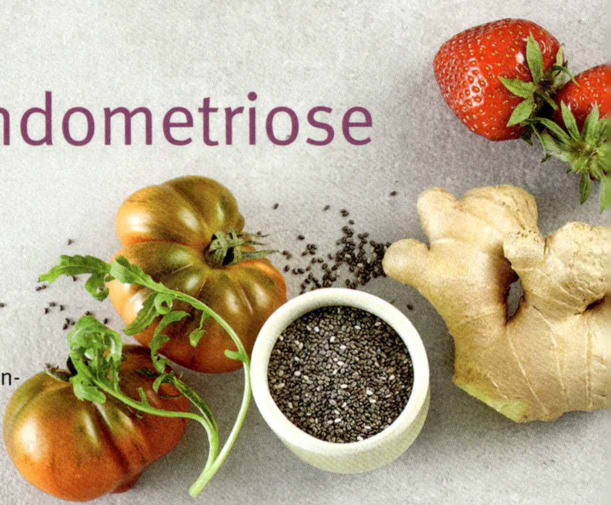

Entzündungshemmende Lebensmittel Leinöl, Walnüsse, Chiasamen, Leinsamen, Algen, Kurkuma, Ingwer, grünes Blattgemüse (Spinat, Grünkohl, Rucola), Brokkoli, Blumenkohl, Beeren, Zwiebeln, Knoblauch, Tomaten, Äpfel, Zitronen

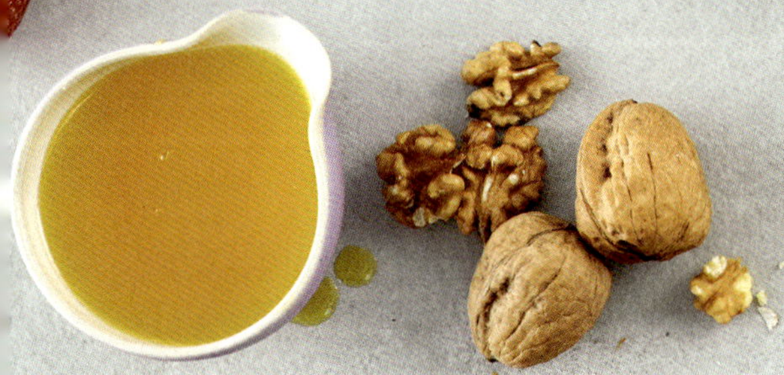

Sekundäre Pflanzenstoffe & Phytoöstrogene Leinsamen, Äpfel, Zwiebeln, Rotkohl, Beeren, Kurkuma, grünes Blattgemüse, Sojaprodukte (Tofu, Tempeh, Sojamilch), Kreuzblütler (Brokkoli, Blumenkohl, Rosenkohl)

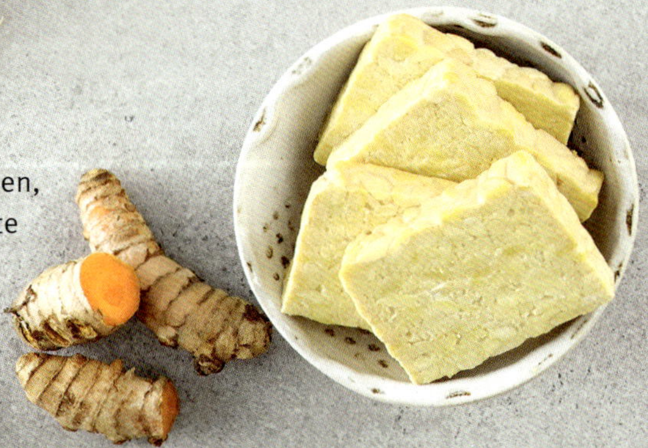

Omega-3-Fettsäuren Leinsamen, Chiasamen, Hanfsamen, Walnüsse, Algen, kaltgepresste Pflanzenöle (Leinöl, Hanföl, Walnussöl)

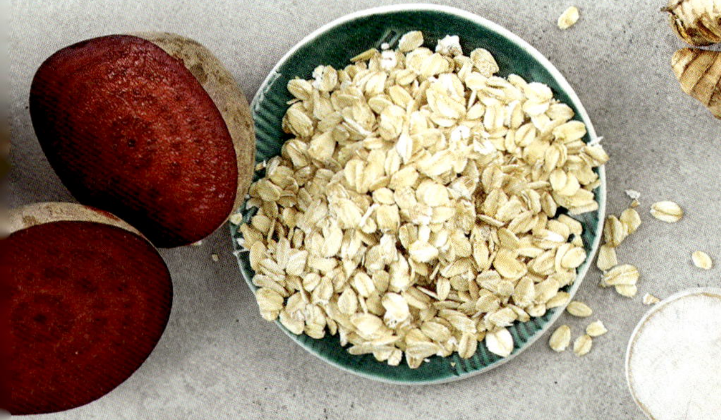

Vitamin D Nahrungsergänzung, Pilze (Champignons, Shiitake), angereicherte pflanzliche Milchalternativen

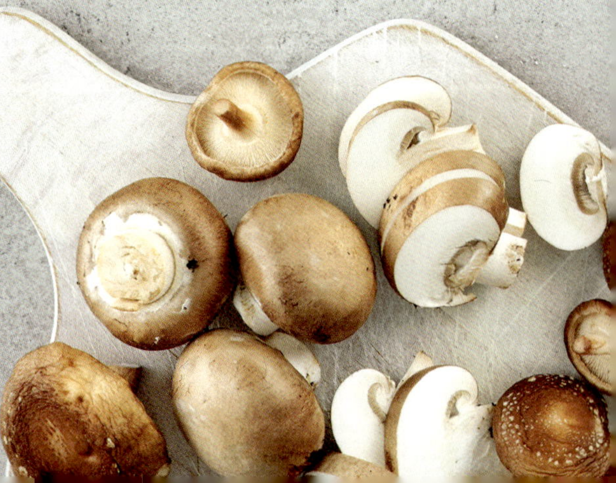

Ballaststoffe Vollkorngetreide (Haferflocken, Hirse, Vollkornbrot), Pseudogetreide (Quinoa, Buchweizen), Hülsenfrüchte (Linsen, Kichererbsen, Bohnen, Edamame), Gemüse (Brokkoli, Möhren, rote Paprika, Spinat, Rote Bete), Beeren, Nüsse und Samen

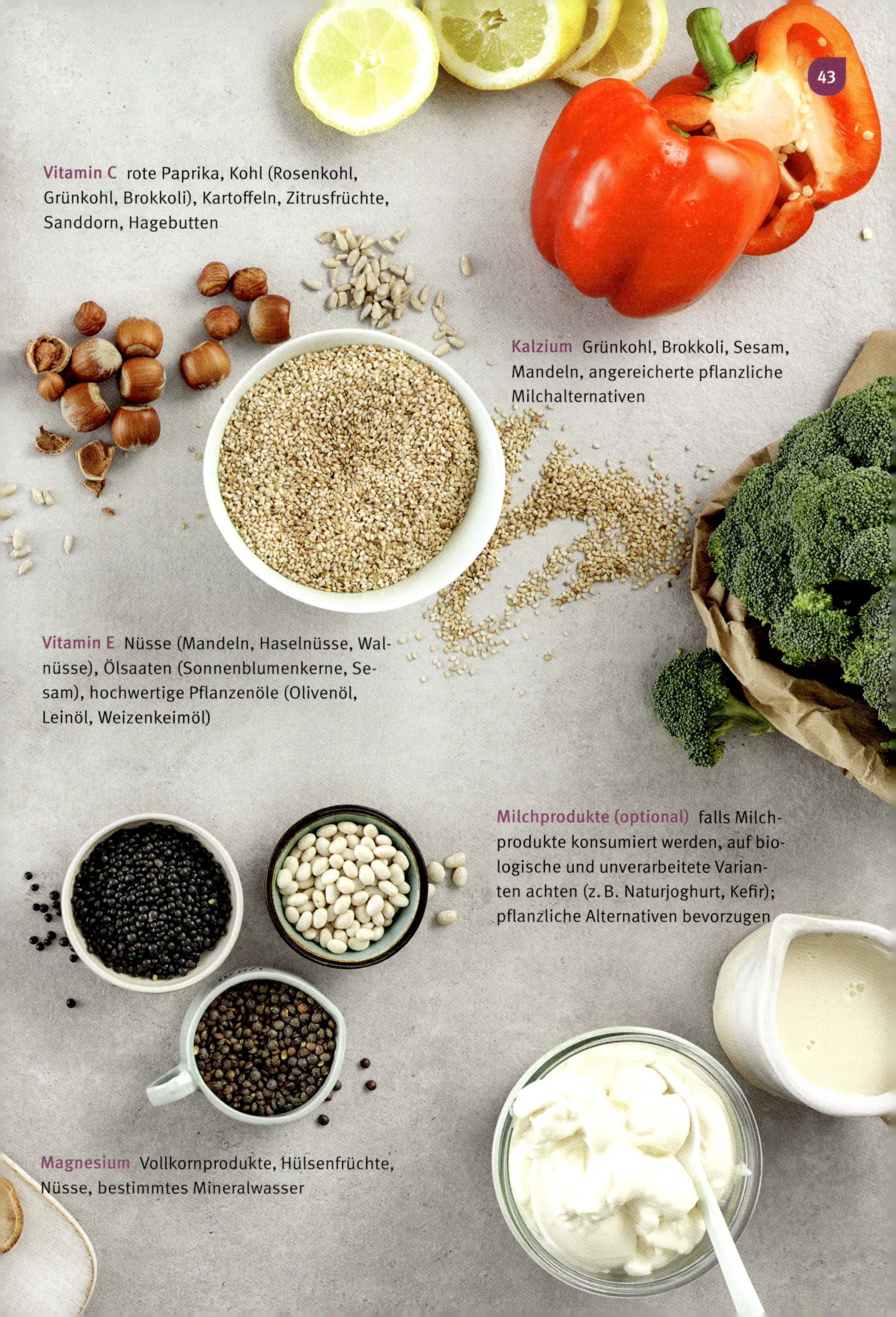

Vitamin C rote Paprika, Kohl (Rosenkohl, Grünkohl, Brokkoli), Kartoffeln, Zitrusfrüchte, Sanddorn, Hagebutten

Kalzium Grünkohl, Brokkoli, Sesam, Mandeln, angereicherte pflanzliche Milchalternativen

Vitamin E Nüsse (Mandeln, Haselnüsse, Walnüsse), Ölsaaten (Sonnenblumenkerne, Sesam), hochwertige Pflanzenöle (Olivenöl, Leinöl, Weizenkeimöl)

Milchprodukte (optional) falls Milchprodukte konsumiert werden, auf biologische und unverarbeitete Varianten achten (z. B. Naturjoghurt, Kefir); pflanzliche Alternativen bevorzugen

Magnesium Vollkornprodukte, Hülsenfrüchte, Nüsse, bestimmtes Mineralwasser

Ernährung bei Endometriose

Relativ sicher ist, dass eine Ernährungsanpassung bei Endometriose zu einem verbesserten Wohlbefinden, einer Reduktion von Symptomen und zu einer Verbesserung der Schmerzintensität führen und allgemein die Krankheitsentwicklung positiv beeinflussen kann.[39] Dabei sind keine komplizierten Diäten notwendig. Schon eine pflanzenbasierte Ernährung, die reich an Obst, Gemüse und Vollkornprodukten ist, und das Weglassen von Zucker hat positiven Einfluss. Vorne (Seite 42/43) findest du eine Übersicht von Lebensmitteln, die dir das Einkaufen bei Endometriose vereinfacht. Fleischprodukte sollten gemieden werden, da Fleisch die Entzündungsreaktionen zu befeuern scheint, sich negativ auf den Hormonhaushalt auswirkt und das enthaltene Histamin die Schmerzen verstärkt.[40] Einige Betroffene beschreiben außerdem eine Schmerzlinderung durch den Verzicht auf Gluten.[41] Wissenschaftliche Erklärungen gibt es dafür aber nicht. Sollte der Verzehr von glutenhaltigem Getreide keinen Einfluss auf dein Wohlbefinden haben, möchten wir dir aufgrund der Nährstoffversorgung nahelegen, weiterhin glutenhaltiges Getreide in deinen Speiseplan einzubauen.

Transfettsäuren meiden! Belegt ist jedoch, dass Transfettsäuren, die in hochverarbeiteten und hocherhitzten Lebensmitteln vorkommen, das Risiko für Endometriose erhöhen.[42] Besonders stark war dieser Effekt in Verbindung mit Proteinen und anderen Fetten bei gleichzeitig niedrigem Verzehr von Kohlenhydraten, pflanzlichen Lebensmitteln und Vollkorngetreide. Leider entspricht dies quasi einer durchschnittlichen westlichen Ernährung. Die Fettmenge bei einer normokalorischen Ernährung ohne Energieüberschuss hatte keinen Einfluss auf die Endometriose, sehr wohl aber die verzehrte Fettart. Lebensmittel, die die Endometriose positiv beeinflussen, sind reich an entzündungshemmenden Omega-3-Fettsäuren, beispielsweise Leinöl, Walnüsse oder Algen.

Sekundäre Pflanzenstoffe bei Endometriose
Auch bestimmte sekundäre Pflanzenstoffe und Phytoöstrogene sind wertvoll bei Endometriose.[43] Besonders gut erforscht sind Flavonoide, Stilbene und Lignane. Lignane kommen beispielsweise in großen Mengen in Leinsamen vor. Das Flavonoid Quercetin ist in größeren Mengen in Äpfeln und Zwiebeln enthalten. Insbesondere die antioxidativen, antientzündlichen und immunstärkenden Eigenschaften vieler Obst- und Gemüsesorten haben eine lindernde Wirkung auf die Beschwerden bei Endometriose. Vor allem Curcumin aus Kurkuma ist bekannt für seine antientzündliche Wirkung. Wichtig ist die Wahl biologisch erzeugter Früchte, da Pflanzenschutzmittel vermutlich einen gegenteiligen Effekt haben.

Welche Mikronährstoffe sind sinnvoll? Einige Mineralstoffe und Vitamine sind besonders wertvoll, darunter Vitamin D, Magnesium (z. B. in Vollkornprodukten, Nüssen, Hülsenfrüchten und bestimmtem Mineralwasser), Vitamin C (z. B. in Kohl, roter Paprika, Kartoffeln, Zitrusfrüchten, Sanddorn und Hagebutten) und Vitamin E (z. B. in Nüssen, Ölsaaten und Pflanzenölen).[44]

Milchprodukte bei Endometriose? Üblicherweise empfehlen wir, den Verzehr von tierischen Lebensmitteln zu reduzieren oder ganz darauf zu verzichten. Es soll aber der Vollständigkeit halber darauf hingewiesen werden, dass der Konsum von Milchprodukten in Studien das Risiko für Endometriose reduzieren konnte.[45] Dies kann an der guten

Versorgung mit Kalzium, Vitamin D und Magnesium liegen. Daten darüber, ob eine solche über eine ausgewogene pflanzliche Ernährung und ergänzende Supplementation die gleichen Effekte hat, liegen uns zum aktuellen Stand (Februar 2025) nicht vor.

Acne tarda – hormonelle Akne

Acne tarda, auch AFA (Adult female Acne) oder adulte Akne, tritt nicht wie Acne vulgaris im Teenageralter, sondern bei Erwachsenen auf. Etwa 40 % der Frauen sind betroffen. Das Diagnosealter wird immer höher, 2016–2018 lag es bei 32,5 Jahren.[46]

Mehr als die Hälfte der betroffenen Personen weisen einen erhöhten Androgenspiegel auf. Androgene werden durch die 5-Alpha-Reduktase in Abbauprodukte (u. a. 5-Alpha-DHT) abgebaut. Diese fördern die Talgdrüsenentwicklung und die Talgproduktion. Dadurch verstopfen die Poren und es entsteht Akne.[47] Hormonelle Akne ist eine klassische Begleiterscheinung nach dem Absetzen der Pille. Östrogene können die Testosteronwirkung ausgleichen. Bei niedrigen Östrogenspiegeln, wie z. B. bei Östrogenmangel in der Lutealphase, den Wechseljahren oder nach einer Schwangerschaft, kann es deshalb zu einer Verstärkung der Symptome kommen.[48] Auch die Stresshormone CRH und Cortisol können die Talgproduktion an den Talgdrüsen fördern und unterstützen zusätzlich die Umwandlung von Testosteron. In stressigen Phasen kann sich so der Zustand der Haut verschlechtern.[49]

Ernährung bei hormoneller Akne

Viele Studienergebnisse deuten auf einen Zusammenhang zwischen Ernährungsmustern und der Entstehung sowie dem Schweregrad von Akne hin. Besonders eine Ernährung mit hoher glykämische Last führt zur vermehrten Ausschüttung von IGF-1 (insulinähnlichem Wachstumsfaktor 1). Dieser erhöht die Ausschüttung von Androgenen und zusätzlich die Umwandlung von Androgenen zu 5-Alpha-DHT.[50]

Mehrfach ungesättigte Fettsäuren und eine ausreichende Versorgung mit Proteinen sind wichtig für die Regeneration der Hautzellen. Die Mikronährstoffe Vitamin D, Vitamin C (auch äußerlich), Coenzym Q_{10}, Kupfer, Zink, Eisen und Selen haben sich außerdem als besonders wichtig für gesunde Haut herausgestellt.

Eine pflanzenbasierte Ernährung, die reich an Obst und Gemüse ist, ist auch bei Akne wichtig, da eine Reihe von sekundären Pflanzenstoffen vorteilhaft für die Haut sind: Carotinoide (auch äußerlich), Lycopin, Retinol (Vitamin A; auch äußerlich), Curcumin, Polyphenole und Flavonoide wie Resveratrol oder Pycnogenol. Eine sehr wichtige Rolle spielt eine ausreichende Wasserzufuhr und nicht zu vernachlässigen ist der Einfluss von Probiotika.

Vermieden werden sollten hochverarbeitete und stark erhitzte (frittierte, gebratene) Lebensmittel, solche mit hohem glykämischem Index, Alkohol, Nikotin und Zucker.[51]

Einige Nahrungsergänzungsmittel können die Aknebildung verstärken. Neben hochdosiertem Vitamin B_6, Vitamin B_{12} und Jod wurde dies auch für Produkte mit Molke wie z. B. Proteinshakes festgestellt.[52] Bei hormoneller Akne vor der Menstruation kann die Nahrungsergänzung mit Mönchspfeffer gute Erfolge erzielen.[53]

PCOS

PCOS (Polyzystisches Ovarsyndrom) ist die häufigste hormonelle Störung bei Frauen. Es ist auch der häufigste Grund für Unfruchtbarkeit und geht mit einem erhöhten Testosteronspiegel, Zyklusschwankungen und einer typischen Veränderung der Eierstöcke mit Zysten einher. Außerdem weist PCOS einige typische Begleiterscheinungen wie Hirsutismus, hormonelle Akne, Mehrgewicht, Insulinresistenz, Östrogendominanz und mentale Beschwerden auf.

Die Ursache ist teilweise unklar. Das Krankheitsgeschehen wird durch ein fehlerhaftes Zusammenspiel von GnRH und LH bestimmt. GnRH regt die Nebennieren an, LH zu bilden. Normalerweise würde durch eine Rückkopplung die Erhöhung der LH-Konzentration eine Verringerung der GnRH-Ausschüttung und somit wiederum die Abnahme der LH-Produktion bewirken. Nicht jedoch beim PCOS, die Produktion von LH wird immer weiter gefördert, was zur vermehrten Bildung von Testosteron führt.[54]

Was genau die Überproduktion bewirkt, ist nicht eindeutig geklärt. Ein Risikofaktor ist jedoch Mehrgewicht mit Insulinresistenz.[55]

Gut zu wissen

Wenn PCOS mit einer Östrogendominanz einhergeht, unterstützt dich die passende Ernährung für den Östrogenhaushalt (Seite 35). Außerdem ist körperliche Aktivität und Sport bei PCOS ein sehr guter Hebel, um den Insulinhaushalt und ein mögliches Mehrgewicht zu regulieren.

Dabei reagiert der Körper mit der vermehrten Ausschüttung von Insulin. Dieses stimuliert die Produktion von Androgenen. Aber auch Personen ohne Mehrgewicht oder Insulinresistenz leiden an PCOS, es muss also weitere Ursachen geben.

Ernährung bei PCOS

Eine Ernährungsumstellung kann zur Linderung verschiedener Begleiterscheinungen des PCOS beitragen. Um der Ausschüttung von Insulin entgegenzuwirken und den Blutzuckerspiegel möglichst niedrig zu halten, solltest du langkettige Kohlenhydrate, Ballaststoffe und Mineralstoffe wie Magnesium verzehren.[56] Besonders auf proteinreiche Lebensmittel solltest du zur Regulierung des Insulinspiegel großen Wert legen.[57] Eine Ernährung, die reich an Folsäure, Vitamin D, Vitamin C, Vitamin B_{12} und Kalzium ist, kann vorteilhaft sein.[58] Weiter hinten (Seite 48/49) findest du eine Einkaufsliste.

Gesund für Haut und Haar Bei Hautbeschwerden können dich zinkreiche Lebensmittel wie Nüsse oder Vollkorngetreide unterstützen. B-Vitamine sind an verschiedenen Stoffwechselvorgängen im Körper beteiligt, u. a. an Haar- und Hautgesundheit. Neben Nüssen und Vollkorngetreide ist hier besonders dunkelgrünes Blattgemüse empfehlenswert.

Was solltest du meiden? Meide jegliche Stressoren, die die Leber und die Nebennieren belasten. Raffinierten Zucker, Alkohol, Fast Food, tierische Fette und Nikotin solltest du möglichst reduzieren oder gar komplett streichen.[59] Der Verzicht auf Milchprodukte kann Symptome wie hormonelle Akne verbessern[60].

PMS

Das Prämenstruelle Syndrom (PMS) und ebenso die Prämenstruelle dysphorische Störung (PMDS) gehören zu denjenigen Beschwerden, die in der Lutealphase auftreten und mit dem Einsatz der Menstruation wieder verschwinden.

Beim PMS handelt es sich um eine Gruppe von Symptomen, die zyklisch in der Lutealphase bis zum Eintritt der Menstruation auftreten. Häufige Anzeichen sind Müdigkeit, Brustschmerzen, Blähungen oder Verstopfungen, Reizbarkeit, Stimmungsschwankungen, Wassereinlagerungen oder depressive Verstimmungen. Es leiden 20–40 % der Menstruierenden an moderaten bis starken PMS-Beschwerden, 75–80 % erleben milde Symptome.

Da die Beschwerden so vielfältig sind, kann eine Ursache nicht eindeutig benannt werden. Vermutlich handelt es sich um ein Zusammenspiel verschiedener Faktoren. Zum einen verändert sich das Verhältnis von Progesteron und Östrogen, hierauf reagieren einige Menstruierende scheinbar empfindlich. Außerdem kann ein Hormonungleichgewicht PMS-Beschwerden verursachen. Progesteron hat Einfluss auf den Serotoninstoffwechsel, Östrogen auf die Endorphinproduktion. Sie können so die Stimmung beeinflussen. Auch unterschwellige Entzündungen, Stress, ein ungünstiger Lebensstil und eine genetische Veranlagung spielen eine Rolle.

Je nach Symptomen kann ein PMS-Typ bestimmt werden:

- Typ A (Anxiety, Angst) – Stimmungsschwankungen, Angstgefühle, Reizbarkeit, Nervosität, Wut usw.
- Typ C (Cravings) – Heißhunger, gesteigerter Appetit, auch Müdigkeit und Kopfschmerzen
- Typ D (Depression) – depressive Verstimmung, Schlaflosigkeit
- Typ H (Hyperhydration) – Wassereinlagerungen, Brustspannen, Gewichtszunahme
- Typ O (Other) – keine genaue Zuordnung möglich
- Typ T (Total overall Symptoms) – verschiedene Symptome aus den einzelnen Typen

Ernährung bei PMS

Trotz der Vielzahl der PMS-Beschwerden und ihrer Ursachen wurden einige Ernährungsanpassungen untersucht, die PMS lindern könnten.

Kalzium und B-Vitamine gegen PMS? Zyklischer Kalziummangel steht im Verdacht, mit depressiven Verstimmungen und PMS-Symptomen in Verbindungen zu stehen.[62] Eine Supplementation konnte Depressionen, Traurigkeit, Konzentrationsprobleme und Müdigkeit reduzieren. Durch den Einfluss auf die Stimmung könnte Kalzium auch den Appetit positiv beeinflussen. Ebenso Kopfschmerzen und Schlafstörungen konnten in einigen Studien durch Kalzium-Supplementation verbessert werden. Auch wenn genauere Untersuchungen dazu noch fehlen, kann der Versuch nicht schaden.[63] Kalzium unterstützt die normale Zellfunktion und ist an der Bildung von Serotonin, dem Glückshormon, beteiligt. B-Vitamine sind ebenfalls eng mit der psychischen Verfassung sowie auch der Gesundheit von Gehirn und Nerven verbunden.

Einkaufsliste PCOS

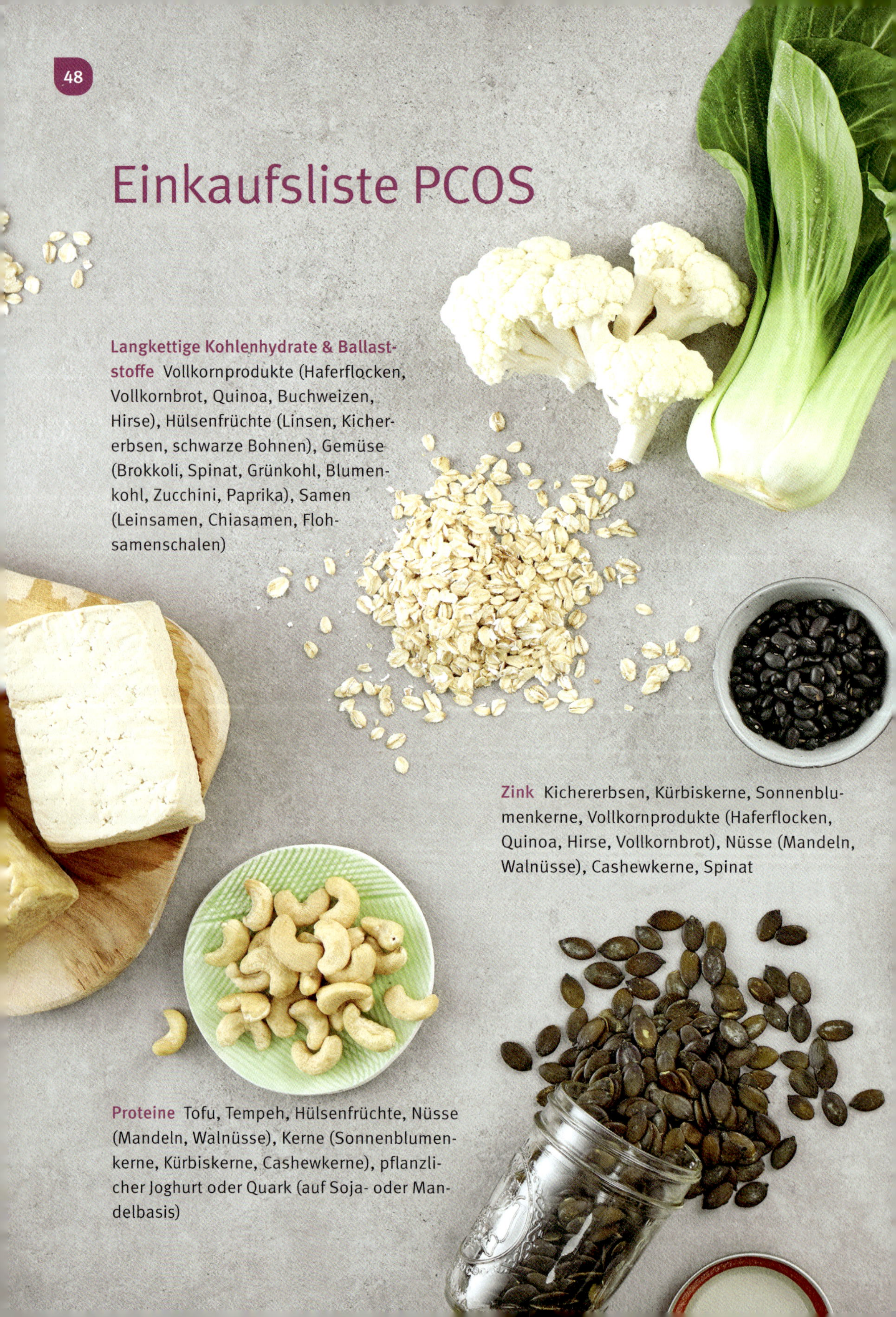

Langkettige Kohlenhydrate & Ballaststoffe Vollkornprodukte (Haferflocken, Vollkornbrot, Quinoa, Buchweizen, Hirse), Hülsenfrüchte (Linsen, Kichererbsen, schwarze Bohnen), Gemüse (Brokkoli, Spinat, Grünkohl, Blumenkohl, Zucchini, Paprika), Samen (Leinsamen, Chiasamen, Flohsamenschalen)

Zink Kichererbsen, Kürbiskerne, Sonnenblumenkerne, Vollkornprodukte (Haferflocken, Quinoa, Hirse, Vollkornbrot), Nüsse (Mandeln, Walnüsse), Cashewkerne, Spinat

Proteine Tofu, Tempeh, Hülsenfrüchte, Nüsse (Mandeln, Walnüsse), Kerne (Sonnenblumenkerne, Kürbiskerne, Cashewkerne), pflanzlicher Joghurt oder Quark (auf Soja- oder Mandelbasis)

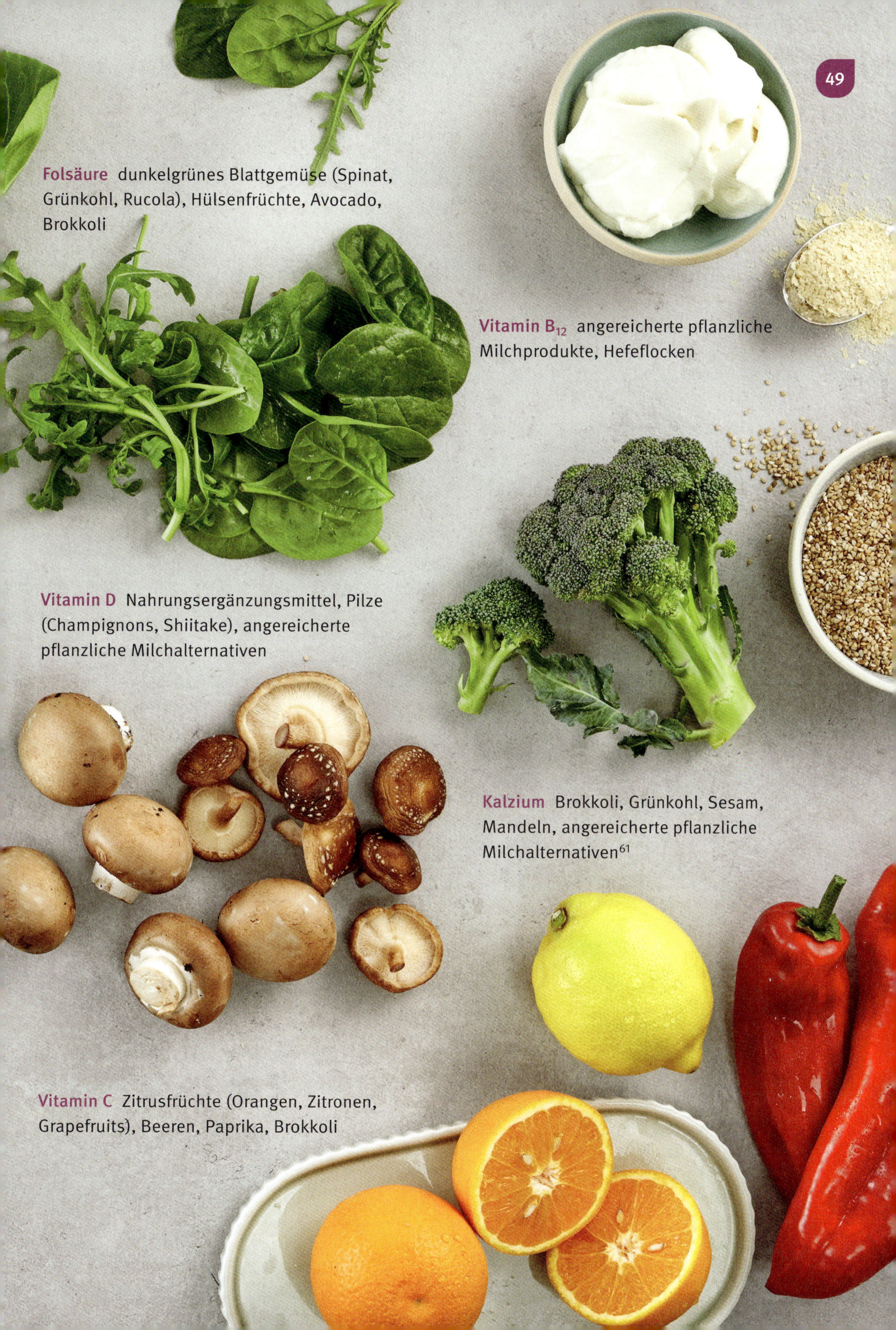

Folsäure dunkelgrünes Blattgemüse (Spinat, Grünkohl, Rucola), Hülsenfrüchte, Avocado, Brokkoli

Vitamin B_{12} angereicherte pflanzliche Milchprodukte, Hefeflocken

Vitamin D Nahrungsergänzungsmittel, Pilze (Champignons, Shiitake), angereicherte pflanzliche Milchalternativen

Kalzium Brokkoli, Grünkohl, Sesam, Mandeln, angereicherte pflanzliche Milchalternativen[61]

Vitamin C Zitrusfrüchte (Orangen, Zitronen, Grapefruits), Beeren, Paprika, Brokkoli

Vitamin D und Fett bei PMS Es wird außerdem ein Zusammenhang zwischen der Entstehung von PMS und einem Mangel an Vitamin D sowie einer hohen Aufnahme von gesättigten Fettsäuren vermutet.[64] Eine Vitamin-D-Supplementation konnte das Auftreten von PMS reduzieren.[65] Ein hoher Verzehr von Fett kann die Östrogenspiegel erhöhen und damit PMS fördern. Besonders gesättigte Fettsäuren trugen in einer Studie zur Entstehung von Wassereinlagerungen bei. Eine fettarme, vegetarische Ernährung könnte die PMS-Beschwerden verringern.[66] Unterstützt wird diese Annahme durch Studien, die einen Zusammenhang zwischen einer typisch westlichen Diät (z. B. hoher Konsum von rotem Fleisch und Fast Food, wenig Vollkorngetreide, Obst und Gemüse) und dem Auftreten von PMS herstellen konnten.[67] Weiter hinten (Seite 52/53) findest du eine Einkaufsliste.

Welche Kohlenhydrate sind empfehlenswert? Kohlenhydrate aus Getreide oder Kartoffeln können PMS-Beschwerden verringern, vermutlich durch die höhere Verfügbarkeit von Tryptophan, das ein Vorläufer von Serotonin ist und somit die Stimmung verbessern kann.[68] Serotonin wird durch Östrogen aktiviert, aus diesem Grund sind die Serotoninspiegel in der Lutealphase sowieso niedriger als in der Follikelphase.[69] Kohlenhydratreiche Getränke hatten gegenteilige Effekte, zuckerreiche Limonaden, Säfte und natürlich auch Alkohol sollten also gemieden werden.

Bist du eine emotionale Esserin? Sollten die Beschwerden vor allem emotionaler Natur sein, kann es zu einer erhöhten Energieaufnahme durch sogenanntes Comfort Food kommen – Lebensmittel und Speisen also, die als tröstend empfunden werden, weil sie in der Vergangenheit mit der Erfüllung von Bedürfnissen wie Trost, Gemeinschaft etc. verknüpft wurden. Es lohnt sich, das emotionale Essen zu beobachten, die dahinterstehenden Bedürfnisse zu erkennen und gegebenenfalls Alternativen zu finden.

Sinnvolle Mikronährstoffe bei PMS:

- B-Vitamine: haben eine positive Auswirkung auf die Stimmung
- Magnesium: in der späten Lutealphase zur Vorbeugung von Periodenschmerzen
- Kalzium: bei depressiver Verstimmung und Abgeschlagenheit; Kalzium ist an der Bildung von Serotonin beteiligt und erhöht die Vitamin-D-Aufnahme.
- Vitamin D: Hohe Vitamin-D-Spiegel senken das Risiko für PMS.
- Selen, Jod: werden für die Synthese von Schilddrüsenhormonen benötigt

PMDS

Wenn psychische Beschwerden in der Lutealphase bei dir besonders dominant sind, kann es sich um PMDS handeln. Die Betroffenen und deren Umfeld berichten, dass die Personen für die Zeit von Eisprung bis Menstruation wie ausgewechselt und nicht wiederzuerkennen sind. Zu den Beschwerden gehören Gereiztheit bis hin zu Aggression und Wutausbrüchen, Impulsivität oder starke Depressivität bis hin zu Suizidalität.[70] Die Gefühle sind so stark, dass sie das soziale Leben und die Arbeitsfähigkeit der Betroffenen schwer einschränken. Je nach Quelle leiden bis zu 2–8 % der Menstruierenden an PMDS.[71]

Die Ursache ist noch nicht endgültig erklärt. Vermutet wird eine Überempfindlichkeit gegen Sexualhormone und im Speziellen gegenüber der Verschiebung des Verhältnisses von Progesteron zu Östrogen in der Lutealphase. Dies hat Auswirkungen auf den Stoffwechsel verschiedener Neurotransmitter und Hormone, z. B. GABA und Serotonin. So kommt es bei Betroffenen in der Lutealphase zur vermehrten Bildung eines Proteins, das Serotonin bindet und inaktiviert. Da Serotonin für die Stimmung verantwortlich ist, wirkt sich ein Mangel direkt auf die mentale Verfassung aus.[72]

Ernährung bei PMDS

PMDS ist eine stark einschränkende Erkrankung und sollte bei Bedarf medikamentös behandelt werden. Dennoch gibt es Möglichkeiten, die Ausprägung der Beschwerden durch eine optimierte Ernährung zu beeinflussen (im Folgenden (Seite 52/53) findest du eine Einkaufsliste). Studien gibt es zur Effektivität von Ernährungsanpassungen bei PMDS unseres Wissens bisher nicht. Untersuchungen beziehen sich meist allgemein auf PMS und die psychischen Beschwerden.

Alles für Gehirn und Nerven Omega-3-Fettsäuren sind essenziell für die gesunde Funktion des Gehirns sowie unterstützend für Leber, Schilddrüse und Nebennieren, die maßgeblich am Hormongleichgewicht beteiligt sind. Da PMDS mit Stress- und Entzündungsreaktionen im Körper in Verbindung gebracht wird, kann eine antientzündliche, antioxidative Ernährung hilfreich sein.

Auf Mikronährstoffe, die in direktem Zusammenhang mit der Nerven- und Hormongesundheit stehen, sollte besonders geachtet werden. Insbesondere sind dies B-Vitamine, aber auch die antioxidativ wirkenden Vitamine C und E sowie Folsäure, Magnesium, Zink und Kalzium.

Serotonin fördern Einige Aminosäuren sind bei PMDS besonders interessant, da sie Vorstufen von Serotonin und Melatonin sind oder den Stoffwechsel der neuronalen Hormone beeinflussen. Dazu zählen Taurin, L-Tryptophan, 5-HTP und L-Theanin.

Durch die Darm-Hirn-Achse ist der Verzehr von pro- und präbiotischen Lebensmitteln auch bei PMDS sinnvoll.[73]

Pflanzenpower zur Nervenstärkung Eine Supplementation mit Pflanzenwirkstoffen kann sich bei PMDS sehr positiv auswirken. Zu bewährten Nahrungsergänzungsmitteln und Adaptogenen bei depressiven Verstimmungen oder mentalen Ausnahmesituationen zählen Johanniskraut und Safran sowie grüner Tee, Griffonia, Rhodiola und ayurvedische Pflanzen wie Ashwagandha, Brahmi und Tulsi. Sie enthalten Wirkstoffe, die im Gehirn auf den Neurotransmitter- und Hormonstoffwechsel wirken können. Lavendel und Melisse sind klassische Kräuter zur Beruhigung und Schlafförderung. Vielversprechend ist der hochdosierte Einsatz von Mönchspfeffer, einer klassisch eingesetzten Heilpflanze bei Beschwerden des Progesteron-Östrogen-Stoffwechsels.

Einkaufsliste PMS und PMDS

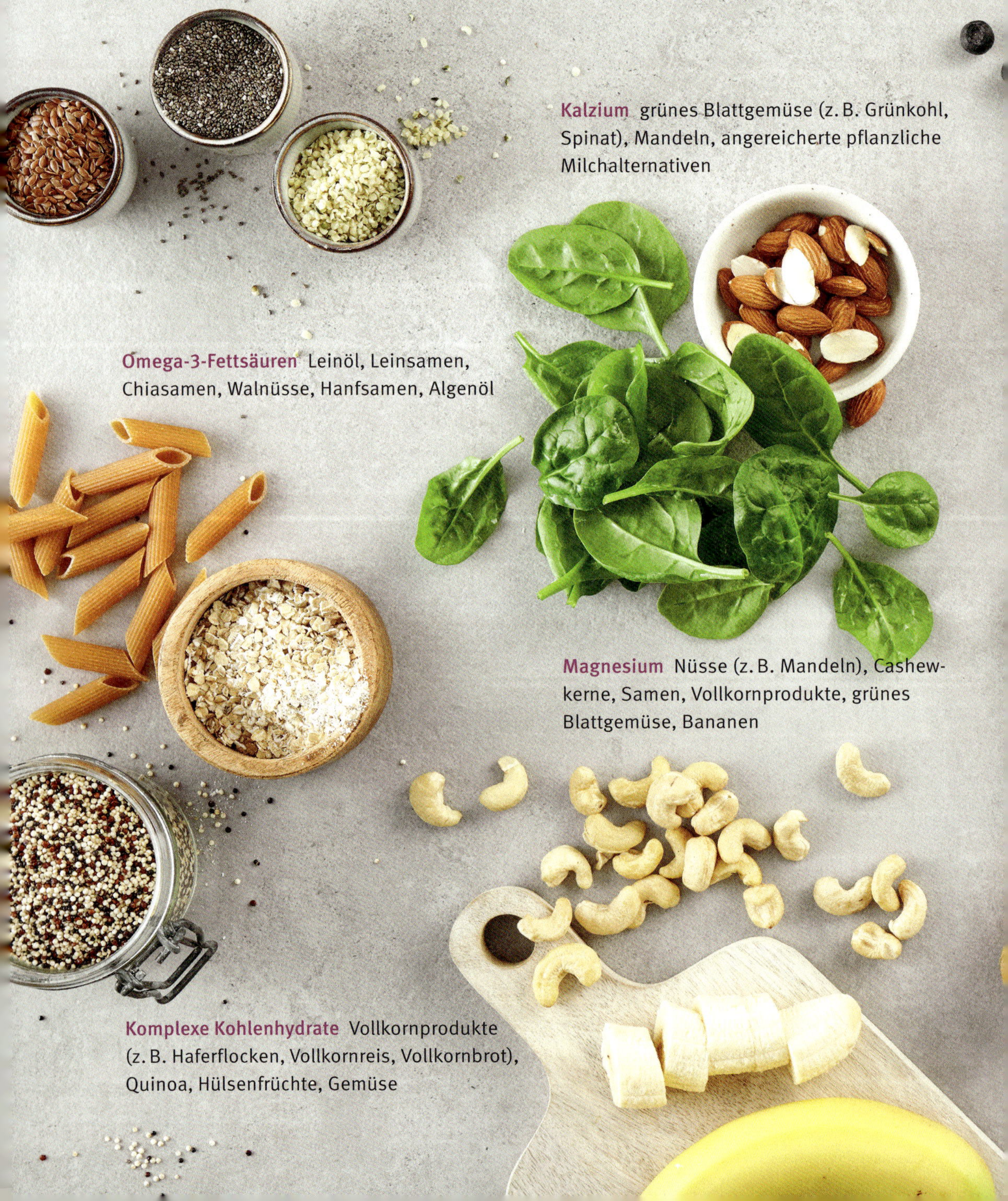

Kalzium grünes Blattgemüse (z. B. Grünkohl, Spinat), Mandeln, angereicherte pflanzliche Milchalternativen

Omega-3-Fettsäuren Leinöl, Leinsamen, Chiasamen, Walnüsse, Hanfsamen, Algenöl

Magnesium Nüsse (z. B. Mandeln), Cashewkerne, Samen, Vollkornprodukte, grünes Blattgemüse, Bananen

Komplexe Kohlenhydrate Vollkornprodukte (z. B. Haferflocken, Vollkornreis, Vollkornbrot), Quinoa, Hülsenfrüchte, Gemüse

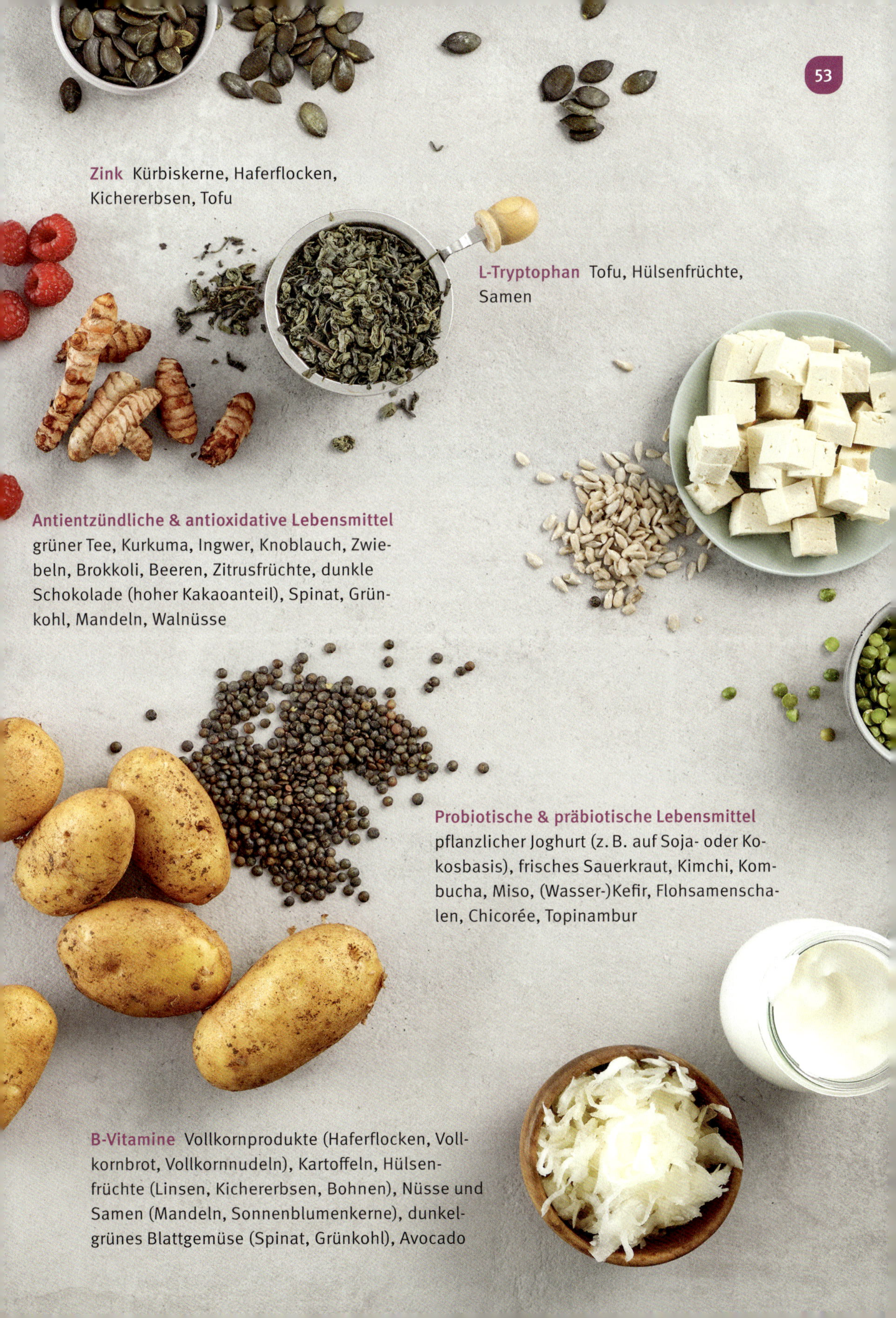

Zink Kürbiskerne, Haferflocken, Kichererbsen, Tofu

L-Tryptophan Tofu, Hülsenfrüchte, Samen

Antientzündliche & antioxidative Lebensmittel
grüner Tee, Kurkuma, Ingwer, Knoblauch, Zwiebeln, Brokkoli, Beeren, Zitrusfrüchte, dunkle Schokolade (hoher Kakaoanteil), Spinat, Grünkohl, Mandeln, Walnüsse

Probiotische & präbiotische Lebensmittel
pflanzlicher Joghurt (z. B. auf Soja- oder Kokosbasis), frisches Sauerkraut, Kimchi, Kombucha, Miso, (Wasser-)Kefir, Flohsamenschalen, Chicorée, Topinambur

B-Vitamine Vollkornprodukte (Haferflocken, Vollkornbrot, Vollkornnudeln), Kartoffeln, Hülsenfrüchte (Linsen, Kichererbsen, Bohnen), Nüsse und Samen (Mandeln, Sonnenblumenkerne), dunkelgrünes Blattgemüse (Spinat, Grünkohl), Avocado

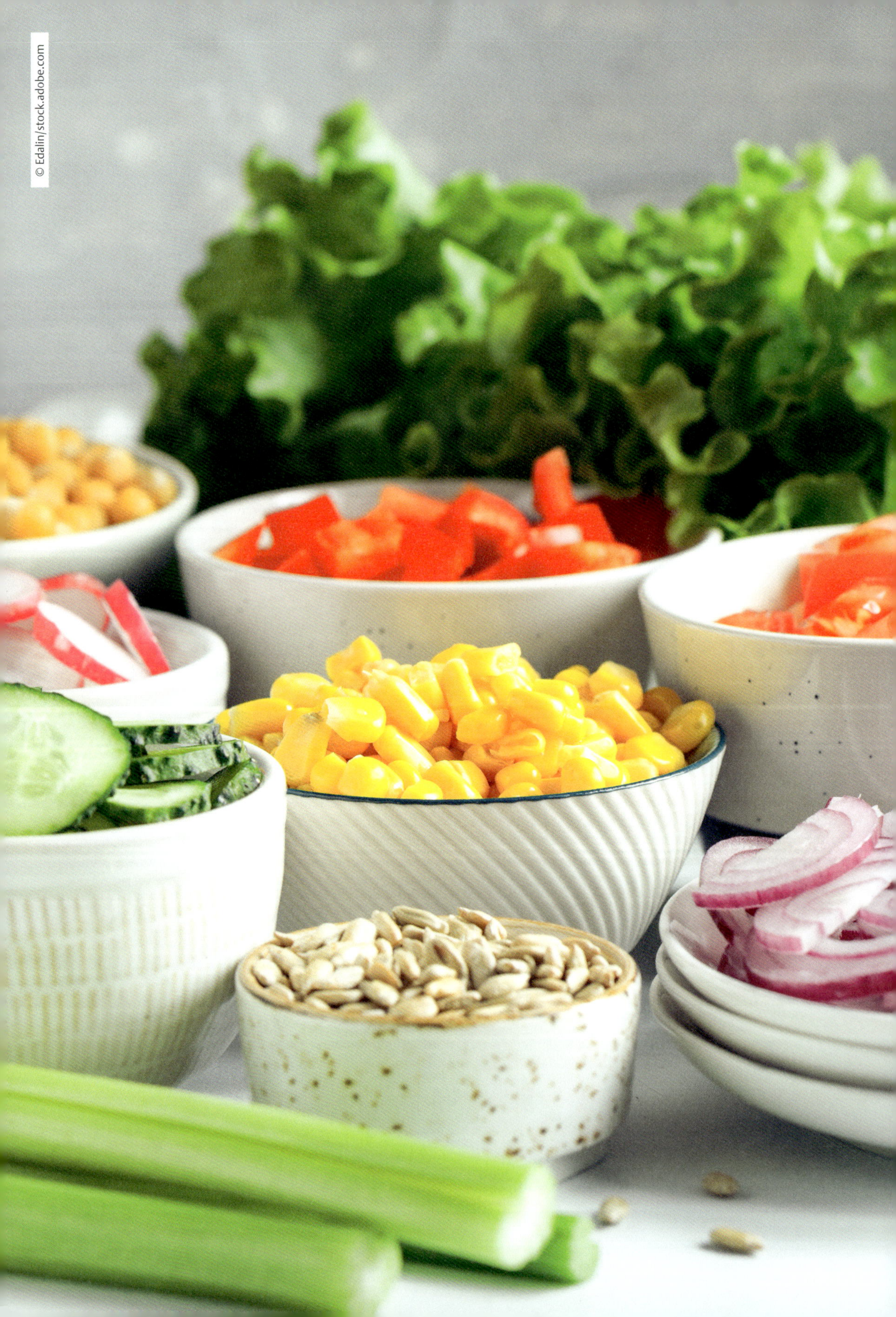

Wie funktioniert Zyklus-Food?

Mit einer ausgewogenen Ernährung kannst du deinen Zyklus unterstützen und Beschwerden abmildern. Aber wie funktioniert das genau?

Ernährung mit dem Zyklus

Studien zeigen, dass sich das Ernährungsverhalten, die Nährstoffbedürfnisse und der Stoffwechsel zwischen den Zyklusphasen leicht unterscheiden.[74]

Die Berücksichtigung dieser Unterschiede scheint zunächst einmal für die Forschung besonders relevant zu sein, da die Zyklusphase sehr sicher Einfluss auf das Ergebnis von Ernährungserhebungen oder Interventionsstudien hat. Aber auch der Nutzen einer angepassten Ernährung für einen regelmäßigen Zyklus und damit erhöhte Fruchtbarkeit und weniger Zyklusbeschwerden wird immer klarer und zu einem interessanten Forschungsthema.

Die Hormone beeinflussen das Ernährungsverhalten

Den Geschlechtshormonen wird ein klarer Einfluss auf das Ernährungsverhalten zugeschrieben: Östrogen unterdrückt den Appetit, Progesteron regt ihn an.[75]

Das funktioniert so: Östrogen beeinflusst die Ausschüttung von Cholecystokinin, was dazu führt, dass sich die Mahlzeitengröße reduziert, und hemmt die Ausschüttung von Ghrelin, einem appetitanregenden Hormon.[76] Die Wirkung von Progesteron ist dagegen nicht so klar definierbar. Wahrscheinlich ist es so, dass das sich im Zyklus physiologisch verändernde Verhältnis von Östrogen zu Progesteron eine Rolle spielt.

Diese Beobachtungen können helfen, die Bedürfnisse während der jeweiligen Zyklusphasen besser zu managen und eine intuitive Ernährung zu fördern. Intuitives Essverhalten reduziert Stress, der durch Diätprogramme oder unrealistische Ernährungsempfehlungen entstehen kann. Es fördert die Selbstakzeptanz und das Wohlbefinden und trägt so zum Hormongleichgewicht bei.

Zum Baby-Glück mit Zyklus-Food?

Gleichzeitig beeinflusst die Qualität unserer Ernährung unsere hormonelle Gesundheit. Sowohl Unter- als auch Mehrgewicht und die exzessive oder mangelnde Aufnahme von Makro- und Mikronährstoffen haben einen signifikanten Einfluss auf die Fruchtbarkeit.[77]

Einige Nährstoffe wie Antioxidanzien, Folsäure, Carotinoide, Vitamin C, Vitamin E, ungesättigte Fettsäuren oder Cholin sowie Lebensmittelgruppen wie Vollkorngetreide, Obst und Gemüse werden in Studien mit einer erhöhten Fruchtbarkeit und somit mit einem ausgeglichenen Haushalt der Geschlechtshormone assoziiert.[78] Auch eine Ernährung mit niedrigerem Kohlenhydratanteil und vorwiegend pflanzlichen Proteinen scheint die Fertilität zu verbessern. Ein hoher Verzehr von Transfettsäuren, eine hohe glykämische Last und der häufige Konsum von tierischen Produkten wirken sich hingegen verschlechternd auf die Fruchtbarkeit aus.[79] Auch wurde bereits mehrfach erwähnt, dass eine pflanzliche Ernährung als antientzündlich gilt. Unbehandelte Entzündungen gelten als einer der Faktoren für die Entstehung von verschiedenen gynäkologischen Erkrankungen und Beschwerden wie Endometriose, PCOS oder Unfruchtbarkeit.

Nährstoffe, die die Fruchtbarkeit verbessern:[80]

- Folsäure (grünes Blattgemüse, Sprossen, Hülsenfrüchte, Samen)
- Cholin
- Vitamin B_{12}, Vitamin B_6
- Vitamin C
- mehrfach und einfach ungesättigte Fettsäuren
- antientzündliche Gewürze (z. B. Ingwer, Kurkuma, Chili)
- Proteine
- Selen
- Kalzium
- Jod

Der Stoffwechsel im Zyklus

Follikelphase	Lutealphase
↓ Fettoxidation	↑ Fettoxidation
↓ Proteinoxidation	↑ Proteinoxidation
↑ Kohlenhydrat-oxidation	↓ Kohlenhydrat-oxidation
↑ Glykogen-speicherung	↑ Glykogen-speicherung

Beeinflussbare Faktoren, die die Fruchtbarkeit verringern:[81]

- Konsum von Zigaretten, Kaffee und Alkohol
- Stress
- Körpergewicht
- zu niedrige Kalorienzufuhr
- hohe glykämische Last

Auch, wenn eine Schwangerschaft nicht dein erklärtes Ziel ist, wirkt sich eine fruchtbarkeitsfördernde Ernährung auch regulierend auf den gesamten Hormonhaushalt aus und kann dein Wohlbefinden und deine Gesundheit steigern.

Wie ist die Studienlage?

Die Datenlage zum Thema Zyklus-Food ist aktuell noch klein. Viele Ergebnisse werden aus Studien mit Frauen nach der Menopause, mit unerfülltem Kinderwunsch oder speziellen Erkrankungen wie Endometriose oder PCOS gezogen. Oft beruhen Untersuchungen daher auf kleinen Stichproben, einer großen Variabilität der Interventionen und der untersuchten Parameter. Da das Hormonsystem so eng mit der Ernährung, aber auch weiteren Faktoren wie Stress, Lebensstil, Bewegung etc. verbunden ist, ist

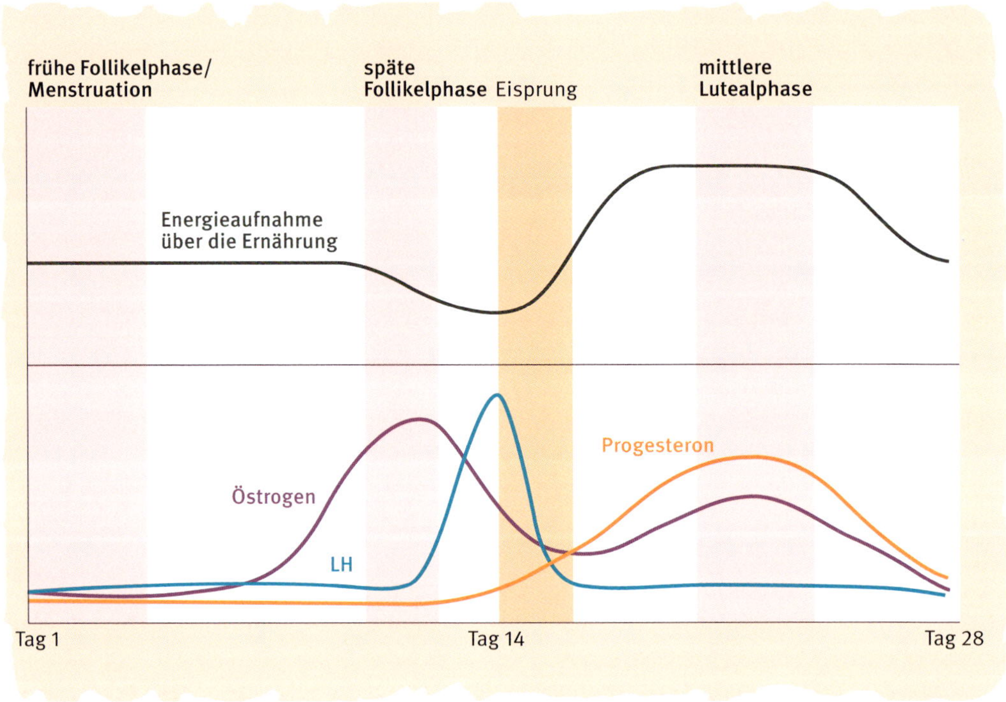

Energieaufnahme im Zyklus

der Ausschluss von Störfaktoren schwierig. Zudem ist es kaum möglich, Studien, die sich auf ganze Ernährungskonzepte beziehen, zu verblinden. Das bedeutet, die Teilnehmerinnen wissen in der Regel, welches Konzept sie umsetzen (z.B. eine mischköstliche oder vegane Ernährung) und können durch ihre eigene Haltung zu dieser Ernährungsform im Ergebnis beeinflusst werden. Auch die Verblindung ganzer Lebensmittel ist oft nicht möglich. Die generelle Problematik der Ernährungswissenschaft ist bei Studien mit Menstruierenden erweitert um den unsicheren Faktor Menstruationszyklus – was ein Grund dafür ist, warum Studien generell bevorzugt an Männern durchgeführt werden.

Wir möchten deshalb darauf hinweisen, dass wir Studienbelege angeben, sofern sie vorhanden sind. Einige Empfehlungen haben ihren Ursprung jedoch auch in der Erfahrung von Ernährungsberaterinnen oder Coaches für Frauengesundheit. Es kann davon ausgegangen werden, dass die Effekte der Empfehlungen vom Alter, dem Hormonstatus, dem generellen Lebensstil, der medizinischen Geschichte und anderen Faktoren abhängig sind. Unsere Empfehlungen richten sich an Personen mit einem natürlichen Zyklus. Bei der Umsetzung solltest du gut auf deine Körpersignale achten (wie beim achtsamen Essen, Seite 60) und beobachten, was dir guttut und für dich umsetzbar ist. Ziehe im Zweifel eine spezialisierte Ernährungsberatung in Betracht.

Praxis – so wird’s gemacht

Die hormonfreundliche Ernährung ist keine neue Diät. Es handelt sich um eine nährstoffbetonte, pflanzliche, frische Ernährung, die allgemein als gesund angesehen wird.

Sie ist leicht optimiert an die Bedürfnisse der einzelnen Zyklusphasen angepasst und legt den Fokus auf bestimmte Lebensmittel, die sich in Studien oder durch Erfahrung als vorteilhaft erwiesen haben. Zusätzlich ist eine ausgewogene pflanzliche Ernährung von Vorteil für die Gewichtsstabilisierung, was sich positiv auf das Hormongleichgewicht und somit auf die Fruchtbarkeit auswirken kann.

Die Basis

Als Basis richten wir uns nach den Empfehlungen für eine vegane Ernährung nach dem Gießener Vorbild:[82]

- mindestens 400 g (3 Portionen) Gemüse täglich; besonders proteinreiche Gemüsesorten wie Grünkohl, Rosenkohl, Blumenkohl, Brokkoli oder Champignons
- Etwa 250 g (2 Portionen) Obst täglich; Obst ist zwar reich an Vitaminen und sekundären Pflanzenstoffen, aber auch reich an Fruchtzucker. Sehr empfehlenswert sind z. B. Beeren.
- 3 Portionen Vollkornprodukte und/oder Kartoffeln am Tag; eine Portion wären z. B. 200–250 g gekochtes Getreide oder Pseudogetreide als Beilage (z. B. Reis oder Quinoa) oder 100–150 g Vollkornbrot oder 125–150 g Vollkornnudeln (ungekocht) oder 200–350 g Kartoffeln (etwa 2–3 mittelgroße Kartoffeln).
- 1–2 Portionen Nüsse und Samen täglich; das entspricht etwa 30 g.
- 100–200 g ungesüßte Milchalternativen, wenn du auf tierische Produkte verzichtest
- 1 Portion Hülsenfrüchte pro Tag; das entspricht 150–220 g gegarten Hülsenfrüchten oder 50–100 g Tofu, Tempeh, Lupinenprodukten oder Seitan.
- täglich 2–3 EL pflanzliche Öle

Verzehrst du tierische Produkte wie Eier, Fleisch und Milchprodukte, müssen die Mengen unserer Empfehlungen entsprechend angepasst werden. Die tierischen Produkte werden also nicht dazugerechnet, sondern ersetzen einen Teil der pflanzlichen Alternativen.

Achtsames Essen

Es empfiehlt sich, nicht nur strikt nach unseren Ernährungsempfehlungen vorzugehen, sondern auch auf dein Gefühl und deine Erfahrungen zu achten. Achtsames Essen ist das Schlagwort.

Erscheinen dir die empfohlenen Lebensmittelmengen als recht viel oder zu wenig für dich? Das kann durchaus stimmen. Da für die Berechnung von Lebensmittelmengen Durchschnittswerte verwendet werden, ist es wichtig, die eigenen Körpersignale immer im Blick zu behalten. Wenn du dich mit den empfohlenen Mengen nicht wohlfühlst oder sogar eine Gewichtszunahme oder -abnahme registrierst, passe deinen Ernährungsplan einfach an. Übe dich dazu im bewussten, achtsamen Essen. Wenn du nach Sättigung isst und nicht nach Appetit, kannst du deine individuellen Portionsgrößen nach einiger Zeit besser einschätzen.

Wie esse ich achtsam?

Nimm deine Mahlzeit bewusst wahr. Vermeide Ablenkung durch Fernsehen, Arbeit, Lesen usw. Gesellschaft ist gut, aber versuche dennoch auf deine Körpersignale zu achten. Hilfreich ist es zum Beispiel, das Besteck abzulegen, während du dich unterhältst.

Versuche, immer wieder zu überprüfen:

- Warum isst du gerade?
- Hast du Hunger oder Appetit?
- In welcher Umgebung isst du gerade?

Du kannst so ungesunde Muster aufdecken.

Versuche, im Sitzen an einem Tisch zu essen. Oft verhindert diese Regel schon, dass wir unbedacht Snacks zu uns nehmen oder aus Heißhunger essen.

Nimm deine Mahlzeit mit allen Sinnen wahr. Betrachte deinen Teller genau und rieche an den Lebensmitteln, bevor du sie kostest. Wenn du die Möglichkeit hast, benutze auch deinen Tastsinn und probiere, ob du deine Mahlzeit vielleicht sogar hören kannst, vielleicht beim Kauen?

Versuche, jeden Bissen so lange und gut zu kauen, wie möglich. Damit unterstützt du die Verdauung, gibst dir Zeit, Sättigungssignale wahrzunehmen, und erhöhst zusätzlich den Genuss beim Essen.

Anleitung: ein bewusster Bissen

Nimm dir 2 Stücke eines Lebensmittels deiner Wahl, z. B. 2 Happen gekochte Kartoffel, 2 Apfelschnitze oder 2 Rosinen.

Bevor du mit dem Essen beginnst, verharre einen Moment, um zu spüren, ob du gerade Hunger oder Appetit hast. Nimmst du Signale deines Körpers wahr, z. B. im Mund oder im Bauch? Das kann ein vermehrter Speichelfluss sein oder Magenknurren.

Nimm das erste Stück, steck es in den Mund und iss es so, wie du für gewöhnlich essen würdest. Fühle kurz nach. Wie hat es dir geschmeckt, was hast du wahrgenommen? Haben sich Hunger oder Appetit verändert?

Nimm nun das zweite Stück in die Hand. Benutze alle Sinne:

Tasten Wie fühlt es sich an? Ist es kalt oder warm, hart oder weich, feucht oder trocken?

Sehen Wie sieht es aus? Welche Farben kannst du sehen, welche Strukturen?

Riechen Wie riecht es? Führe den Bissen zur Nase und rieche mit geschlossenen Augen daran. Kannst du etwas wahrnehmen?

Nimm das Stück nun mit geschlossenen Augen in den Mund. Bevor du kaust, bewege den Bissen etwas im Mund hin und her. Was fühlst du mit der Zunge? Kannst du etwas schmecken? Ist der Bissen warm oder kalt?

Hören Beiße nun in den Bissen. Kannst du dabei etwas hören? Nimmst du Geräusche wahr, während du kaust?

Schmecken Versuche, den Bissen 30-mal zu kauen. Was schmeckst du? Verändert sich der Geschmack? Wie verändert sich die Konsistenz?

Schlucke nun den Bissen hinunter und nimm dir einen kurzen Moment, um die Eindrücke zu verarbeiten. Wie hat es sich angefühlt, mit allen Sinnen zu essen? Hast du einen Unterschied wahrgenommen zum ersten Bissen, den du schnell und unachtsam zu dir genommen hast? Wie hat sich dein Appetit währenddessen verändert?

Bewusster Bissen im Alltag

Du kannst den bewussten Bissen jederzeit in deinen Alltag einbauen. Dafür musst du nicht regelmäßig alle Sinne verwenden. Du kannst aber z. B. kurz innehalten und deine Mahlzeit ansehen, bevor du den ersten Bissen nimmst. Oder einen tiefen Atemzug durch die Nase nehmen, um den Geruch wahrzunehmen.

Ausgiebiges Kauen ist, wie schon erwähnt, ein wichtiger Teil der Verdauung, kann aber eine Mahlzeit zusätzlich auch sehr entschleunigen. Und vielleicht magst du eine Mahlzeit mal ganz für dich allein, schweigend und ohne Ablenkung zu dir nehmen, auch wenn du auf der Arbeit bist.

Bei der Auswahl geeigneter Lebensmittel für eine hormonfreundliche Ernährungsweise empfehlen wir dir vor allem unverarbeitete oder gering verarbeitete Lebensmittel. Achte bei verarbeiteten Produkten auf die Zutatenliste. Diese sollte möglichst kurz sein und du solltest mit den Namen der Inhaltsstoffe etwas anfangen können. Noch besser: Wenn du die einzelnen Inhaltsstoffe auch als unverarbeitete Lebensmittel im Supermarktregal finden kannst, ist das ein gutes Zeichen. Außerdem sollte Zucker möglichst nicht als eine der ersten 4 Zutaten genannt sein.

Proteine

Mit den oben genannten Empfehlungen erreicht man optimalerweise eine Proteinzufuhr von 144% des Tagesbedarfs nach den DACH-Referenzwerten – etwa bis zu 1,2 g Protein pro kg Körpergewicht. Es gibt schon länger Indizien dafür, dass Menstruierende einen höheren Proteinbedarf haben könnten – bis zu 1,6 g Protein pro kg Körpergewicht werden bis heute unter Expert*innen diskutiert. Generell scheint die noch offizielle Empfehlung von 0,8 g Protein pro kg Körpergewicht eher einer Mindestmenge zur Verhinderung von Muskelverlust zu entsprechen.[83]

Empfehlenswerte Proteinquellen:

- Hülsenfrüchte: Linsen, Erbsen, alle Varianten von Bohnen, Kichererbsen und Produkte aus diesen (z.B. Hummus, Aufstriche oder Pasta)
- Sojaprodukte: z.B. Tofu und Tempeh
- Nüsse und Samen: Walnüsse, Haselnüsse, Paranüsse, Kürbiskerne, Sesam, Sonnenblumenkerne, Leinsamen u.v.a.
- Vollkorngetreide und Pseudogetreide: z.B. Amarant und Quinoa
- proteinreiches Gemüse: alle Kohlsorten (v.a. Rosenkohl, Grünkohl, Brokkoli, Blumenkohl) sowie dunkelgrünes Blattgemüse (z.B. Spinat und Brennnesseln) und Küchenkräuter

Kohlenhydrate

Kohlenhydrate sind die wichtigste Energiequelle für den Körper. Die offizielle Empfehlung sieht einen Anteil von 45–60% Energie aus Kohlenhydraten für die tägliche Energieversorgung vor. Für Frauen könnte je nach Zyklusphase ein niedrigerer Anteil von Vorteil im Hinblick auf ihren Zyklus und die Fruchtbarkeit sein.

Wichtig ist die Auswahl der Kohlenhydratquellen. Nicht empfehlenswert sind hochverarbeitete Kohlenhydrate und Einfachzucker aus Gebäck, Süßigkeiten, Limonaden, Sirupen und Weißmehlprodukten. Gute Quellen sind komplexe Kohlenhydrate aus Vollkorngetreide, Hülsenfrüchten, Obst, Gemüse und Nüssen. Diese Lebensmittel liefern zudem Ballaststoffe, die bei der Sättigung, Verdauung und Blutzuckerregulierung unterstützen.

Empfehlenswerte Kohlenhydratquellen:

- Vollkorngetreide: Haferflocken, Vollkornbrot, Vollkornpasta, Vollkornreis, gekochtes Getreide oder Getreidebrei
- Hülsenfrüchte: Linsen, Erbsen, alle Varianten von Bohnen, Kichererbsen und Produkte aus diesen (z.B. Hummus, Aufstriche oder Pasta)
- stärkehaltiges Gemüse: Kartoffeln, Kürbis, Süßkartoffeln, Mais
- ballaststoffreiche Lebensmittel: Schwarzwurzeln, Topinambur, Artischocken, Beeren, Hülsenfrüchte, Nüsse und Samen, Vollkorngetreideprodukte (vor allem Knäckebrot)

Fette

Fette sind der energiereichste Makronährstoff und sollten aus diesem Grund keinesfalls aus der Ernährung gestrichen werden. Sie sind lebensnotwendig. Neben ihrer Rolle u. a. bei der Gehirnfunktion, im Immunsystem, beim Zellaufbau, beim Schutz von Organen oder bei der Aufnahme von fettlöslichen Vitaminen haben sie eine wesentliche Funktion bei der Produktion von Hormonen. Wichtig ist die Auswahl an Quellen. Hier sollten pflanzliche, die reich an ungesättigten Fettsäuren sind, tierischen mit hohem Anteil an gesättigten Fettsäuren vorgezogen werden.

Empfehlenswerte Fettquellen:

- Oliven und Olivenöl
- Nüsse, Samen, Kerne und Öle aus diesen (z. B. Leinsamen, Walnüsse, Hanfsamen, Haselnüsse, Cashewkerne, Mohn, Kürbiskerne)
- Nussmuse: z. B. Pistazien-, Mandel-, Cashew-, Haselnussmus
- Besonders empfehlenswerte Pflanzenöle aufgrund ihres Omega-3-Fettsäuren-Gehaltes sind Leinöl, Walnussöl, Rapsöl und Hanföl.

Besser bio als konventionell?

Wir weisen in unseren Empfehlungen immer wieder darauf hin, dass biologisch erzeugte Produkte konventionellen vorgezogen werden sollten, um die Belastung mit hormonell wirksamen Stoffen zu reduzieren. Im Supermarkt ist die Entscheidung dann gar nicht mehr so einfach. Konventionelles Gemüse ist häufig unverpackt, biologisch erzeugte Produkte gibt es nur in Folie, der Einkauf im Bio-Supermarkt ist nicht immer erschwinglich.

Was spricht für bio?

Biologisch erzeugte Produkte müssen besonderen Ansprüchen genügen. So ist der Einsatz von künstlichem Dünger, Pestiziden oder Antibiotika in der Herstellung nicht erlaubt. Dies führt zu bedeutend niedrigerer Schadstoffbelastung. Zusätzlich ist die Verwendung von Zusatz- und Konservierungsstoffen deutlich strenger geregelt. Oftmals wird auch eine bessere Nährstoffzusammensetzung als Argument genannt.

Diese Vorteile sind aber immer abhängig vom jeweiligen Lebensmittel und von der Zubereitung und Haltbarmachung. So konnte in einigen Studien gezeigt werden, dass der Gehalt an Vitamin C, Polyphenolen und Flavonoiden, also sekundären Pflanzenstoffen, die eine Schutzfunktion für die Pflanze haben, in einigen biologisch angebauten Lebensmitteln höher war. Für sekundäre Pflanzenstoffe, die keine Schutzfunktion haben (z. B. Carotinoide), konnte dies nicht nachgewiesen werden. Bei Milchprodukten sind die Anteile gesundheitsförderlicher ungesättigter Fettsäuren höher in den Bio-Varianten, ähnlich ist dies bei Fleisch. Gesundheitliche Vorteile von biologisch erzeugten Lebensmitteln resultieren vermutlich daher, dass diese durch den niedrigeren Gehalt an Pestiziden und einem höheren Gehalt an sekundären Pflanzenstoffen weniger entzündliches Potenzial haben und die Darmgesundheit unterstützen.[84]

Wann ist konventionell genauso gut?

Es gibt aber auch konventionelle Produkte, die sehr gut abschneiden. Hierfür hat das Bundesamt für Verbraucherschutz und Lebensmittelsicherheit (BVL) Berichte bereitgestellt (der letzte von 2022), die die Pestizidbelastung verschiedener Lebensmittel zusammenfassen. Dort wird sichtbar, dass regionale und saisonale Produkte durchaus auch aus konventioneller Her-

Positiv- und Negativliste von Gemüse- und Obstsorten in Deutschland[85]

Positivliste*	Negativliste*
Erbsen, ohne Hülsen, tiefgefroren (0 %)	Granatäpfel (17,9 %)
Feldsalat (0 %)	frische Kräuter (5,0 %)
grüne Salate (0 %)	Sesam (4,3 %)
Heidelbeeren (0 %)	Bohnen, mit Hülsen (4,3 %)
Möhren (0 %)	Grapefruits, Pomelos, Sweeties (4,1 %)
Kartoffeln (0 %)	Mandarinen (3,1 %)
Kohlrabi (0 %)	Auberginen (2,7 %)
Rettiche, Radieschen (0 %)	Paprika, Chilis (2,5 %)
Rosenkohl, Kohlsprossen (0 %)	Himbeeren (2,3 %)
Sonnenblumenkerne (0 %)	Mangos (2,2 %)
Süßkartoffeln (0 %)	Tee, schwarz und grün (2 %)
Tomaten (0 %)	Kirschen (2 %)
Wildpilze (0 %)	Spinat (1,6 %)
Äpfel (0,2 %)	Gurken (1,5 %)
Aprikosen (0,4 %)	Orangen (1,5 %)
Pflaumen (0,4 %)	Johannisbeeren, schwarz, rot und weiß (1,4 %)
Erdbeeren (0,5 %)	Rucola (1,4 %)
Kulturpilze (0,5 %)	Bananen (1,3 %)
Kiwis (0,8 %)	Melonen (1,3 %)
Brokkoli (0,8 %)	Knollensellerie (1,2 %)
Trauben (0,8 %)	Spargel (1,1 %)
Zwiebeln (0,9 %)	Zucchini (1,1 %)
Birnen (1 %)	
Chinakohl (1 %)	
Pfirsiche (1 %)	

* in Klammern: Prozent der Proben mit Rückständen über dem Rückstandshöchstgehalt

kunft gekauft werden können, zumal diese aus ökologischer Sicht aufgrund von kürzeren Transportwegen, niedrigerem CO_2-Verbrauch bei Lagerung und einer umwelt- und gesundheitsfreundlicheren Verpackung punkten. Solltest du die Möglichkeit haben, ist der Einkauf regionaler und saisonaler Produkte auf einem Wochenmarkt oder im Hofladen beim Erzeuger sehr zu empfehlen. Dort kannst du dich auch über Anbau- und Haltungsumstände informieren. Denn gar nicht selten halten Landwirte bereits die Anforderungen für biologisch erzeugte Lebensmittel ein, ohne dass sie eine Bio-Zertifizierung anstreben.

In der Tabelle »Positiv- und Negativliste von Gemüse- und Obstsorten in Deutschland« (links) findest du eine Auflistung an Lebensmitteln sortiert danach, ob sie bedenkenlos auch konventionell gekauft werden können (in der Positivspalte) oder lieber auf die biologische Variante zurückgegriffen werden sollte (in der Negativspalte), abhängig vom jeweiligen Rückstandsniveau an Pestiziden.

Nahrungsergänzung

Eine ausgewogene, pflanzenbasierte, normokalorische Ernährung kann dich mit allen Nährstoffen ausreichend versorgen. (Ausnahmen bestätigen die Regel: Vitamin B_{12} muss supplementiert werden, wenn du dich rein pflanzlich ernährst.)

Dennoch haben wir festgestellt, dass die ergänzende Zufuhr einiger Nährstoffe sinnvoll sein kann. Bitte sprich eine solche immer ärztlich ab, da einige Nährstoffe überdosiert werden können oder bestimmte Pflanzenstoffe die Wirkung von Medikamenten (z. B. Antibabypille oder Antidepressiva) beeinflussen können.

Mögliche Nahrungsergänzungsmittel für Menstruierende

Nährstoff	Effekte und offizielle Health Claims	Phasen und/oder Beschwerden
Ballaststoffe	unterstützen die Ausscheidung von Östrogenen, können die Verdauung regulieren, regulieren den Blutzucker und Insulinspiegel	alle Zyklusphasen sinnvoll bei allen Arten von Hormonungleichgewicht bei Verdauungsbeschwerden
Cholin	verbessert die Fruchtbarkeit, trägt zu einem normalen Fettstoffwechsel und zur Erhaltung einer normalen Leberfunktion bei	nach Absetzen der Pille bei PCOS
Eisen	beugt Anämie durch Bildung von roten Blutkörperchen und Hämoglobin vor (besonders bei starkem Blutverlust während der Menstruation), trägt zu einem normalen Energiestoffwechsel, einer normalen kognitiven Funktion sowie zur Verringerung von Müdigkeit und Ermüdung bei	Menstruation
Folsäure	Supplementation erhöht die Fruchtbarkeit bei Kinderwunsch durch Unterstützung des Eisprungs, trägt zum Wachstum des mütterlichen Gewebes während der Schwangerschaft bei sowie zu einer normalen Blutbildung, einer normalen psychischen Funktion und zur Verringerung von Müdigkeit und Ermüdung	bei Kinderwunsch bei PCOS
Glucomannan	trägt im Rahmen einer kalorienarmen Ernährung zu Gewichtsverlust bei	bei Gewichtsproblemen
Jod	notwendig für die Funktion der Schilddrüse, verbessert die Fruchtbarkeit, trägt zu einer normalen kognitiven Funktion, einem normalen Energiestoffwechsel und einer normalen Funktion des Nervensystems bei sowie zur Erhaltung normaler Haut	Follikelphase bei PMS
Kalzium	verbessert die Fruchtbarkeit, trägt zu einem normalen Energiestoffwechsel bei sowie zu einer normalen Signalübertragung zwischen den Nervenzellen, wird für die Erhaltung der Knochen benötigt (wichtig wegen Osteoporose-Risiko nach Menopause)	Lutealphase Menstruation bei depressiver Verstimmung
Magnesium	Mangel kann Zyklusbeschwerden verstärken, trägt zur Verringerung von Müdigkeit und Erschöpfung, einem normalen Energiestoffwechsel und einer normalen Funktion des Nervensystems bei sowie zur normalen psychischen Funktion	Menstruation Lutealphase bei Endometriose bei PCOS zur Vorbeugung von Periodenschmerzen bei hoher sportlicher Aktivität

Nährstoff	Effekte und offizielle Health Claims	Phasen und/oder Beschwerden
Omega-3-Fettsäuren	ein Mangel kann Zyklusbeschwerden verstärken, EPA und DHA in Kombination mit Vitamin E sinnvoll, kann mentalen Stress reduzieren, verbessert Fruchtbarkeit, DHA trägt zur Erhaltung einer normalen Gehirnfunktion bei, antientzündlich	Menstruation alle Zyklusphasen
orale Probiotika	zur Unterstützung des Darmes, einer harmonischen Darmflora	Follikelphase bei PMDS bei Hautbeschwerden bei Verdauungsbeschwerden
Protein und Aminosäuren	Aminosäuren sind Vorstufe von Hormonen, tragen zur Zunahme und Erhaltung von Muskelmasse bei sowie zur Erhaltung gesunder Knochen.	Lutealphase (Lysin) bei PMS, PMDS (Tryptophan, Taurin, 5-HTP, L-Theanin) während der Wechseljahre bei hoher sportlicher Betätigung
Selen	verbessert Fruchtbarkeit, für normale Funktion der Schilddrüse, trägt zur Erhaltung gesunder Haare bei	Follikelphase bei PMS
Vitamin B_6	kann Angstgefühle im Rahmen von PMS lindern, verbessert Fruchtbarkeit, normale Funktion des Nervensystems und normale psychische Funktion, trägt zu einer normalen Funktion von Eiweiß- und Glykogenstoffwechsel bei sowie zur Regulierung der Hormontätigkeit	alle Zyklusphasen bei PMS und PMDS
Vitamin B_{12}	verbessert Fruchtbarkeit, trägt zu normaler Funktion des Nervensystems und normaler psychischer Funktion bei, verringert Müdigkeit und Ermüdung	alle Zyklusphasen bei pflanzlicher Ernährung zwingend notwendig bei PCOS
Vitamin C	antioxidativ, Mangel kann Zyklusbeschwerden verstärken, verbessert Fruchtbarkeit, trägt dazu bei, die Zellen vor oxidativem Stress zu schützen, erhöht die Eisenaufnahme	Menstruation bei PCOS bei Endometriose
Vitamin D	trägt zur normalen Aufnahme und Verwertung von Kalzium und zu normalen Kalziumspiegeln im Blut bei sowie zur Erhaltung gesunder Knochen	bei Endometriose bei PCOS bei PMS in den sonnenarmen Monaten dringend empfohlen
Zink	ein Mangel kann Zyklusbeschwerden verstärken, trägt zu einer normalen Fruchtbarkeit und Reproduktion bei sowie zu einem normalen Stoffwechsel der Makronährstoffe, einer normalen kognitiven Funktion, zur DNA-Synthese, zum Erhalt normaler Haare und Haut und zur Erhaltung eines normalen Testosteronspiegels	Follikelphase bei PCOS bei Haut- und Haarbeschwerden

Heilpflanzen für den Hormonhaushalt

Es gibt einige Heilpflanzen, die nützlich für Menstruierende sind. Man spricht von Frauenkräutern, die für verschiedenste Beschwerden oder Bedürfnisse verwendet werden.

So gibt es Kräuter, die besonders in der Schwangerschaft und im Wochenbett verwendet werden oder Kräuter, die die Beschwerden in den Wechseljahren lindern.

Heilpflanzen im Überblick

Wir möchten dir einen kleinen Überblick schenken über Heilpflanzen, Wildkräuter und Gewürze, die dich besonders gut in der reproduktiven Phase begleiten, weil sie z. B. Zyklusbeschwerden lindern oder deine Fruchtbarkeit erhöhen. Sprich dich vor der Verwendung von phytotherapeutischen Präparaten oder Supplementen vorab mit einer Ärztin oder einem Arzt oder kräuterkundigen Menschen ab.

Mönchspfeffer Mönchspfeffer ist der Klassiker und Allrounder für den Östrogen-Progesteron-Haushalt: bei Zyklusschwankungen, Akne, PMDS und für eine funktionierende Libido.

Odermennig Durch die Gerbstoffe ist Odermennig besonders effektiv bei Durchfall während der Menstruation und zugleich hilfreich bei sehr starker Blutung. Gibt es in der Apotheke als Durchfalltee.

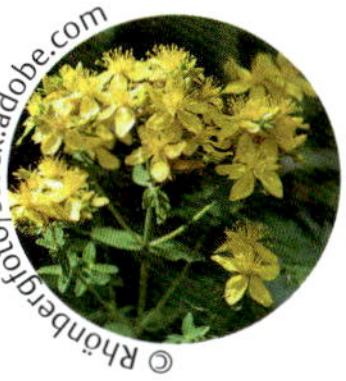
© Rhönbergfoto|stock.adobe.com

Johanniskraut Johanniskraut wird gerne verwendet bei depressiver Verstimmung, Angst und nervöser Unruhe und eignet sich daher bei PMS und PMDS. Johanniskraut soll fruchtbarkeitsfördernd und zyklusharmonisierend wirken.

Traubensilberkerze (Cimicifuga) Der Klassiker bei Wechseljahresbeschwerden wie Hitzewallungen, Nachtschweiß, Stimmungsschwankungen, beschleunigter Herzfrequenz oder vaginaler Trockenheit.

Mariendistel Mariendistel ist die Leberpflanze schlechthin durch den Wirkstoff Silymarin, der antioxidative, antientzündliche und leberschützende Eigenschaften hat.

Ideal zur Unterstützung der Leberfunktion z. B. bei Östrogenüberschuss.

Schafgarbe Schafgarbe ist eine der bedeutendsten Pflanzen in der Frauennaturheilkunde. Schafgarbe soll nicht nur entkrampfend bei Darm- und Gebärmutterkrämpfen wirken, sondern auch den Zyklus harmonisieren und bei PMS lindernd wirken. Vor und während der Periode wird Schafgarbe besonders gerne bei schmerzhafter und starker Menstruation eingesetzt.

Rotklee Rotklee wird oft aufgrund des hohen Gehalts an Phytoöstrogenen bei Wechseljahres- und Menstruationsbeschwerden verwendet.

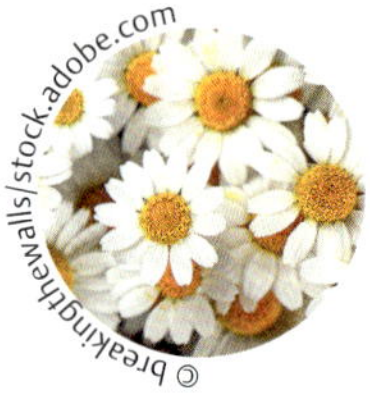

Kamille Kamillenblüten sind bekannt für ihre lindernde und krampflösende Wirkung bei Verdauungsbeschwerden und Menstruationsschmerzen und für ihr antientzündliches Potenzial.

Griffonia Griffonia ist die Quelle für die Aminosäure 5-HTP, eine Serotonin-Vorstufe, die in der Lutealphase für psychische Ausgeglichenheit sorgen soll.

Ashwagandha Ashwagandha gilt als Adaptogen, soll also den Körper bei der Stressregulierung unterstützen. Außerdem wird Ashwagandha eine libidoregulierende Wirkung nachgesagt.

Frauenmantel Frauenmantelkraut wird in der klassischen Frauennaturheilkunde traditionell bei verschiedenen Zyklusbeschwerden eingesetzt, z. B. bei leichtem Durchfall, starker oder zu schwacher Blutung oder Schmerzen während der Menstruation. In der Follikelphase kann Frauenmantel den Hormonhaushalt regulieren und den Eisprung fördern. In der Lutealphase wird ihm Einfluss auf den Progesteronhaushalt, eine Stärkung der Gebärmutter und eine empfängnisfördernde Wirkung nachgesagt.

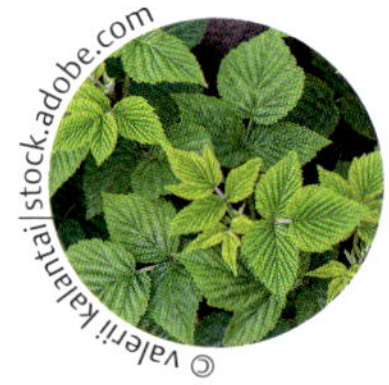

Himbeerblätter Himbeerblätter finden in der Frauenheilkunde klassischerweise in der Geburtsvorbereitung Anwendung. Sie wirken jedoch auch zyklusharmonisierend. Während der Periode sollen sie lindernd bei Durchfall und krampflösend wirken, während der Follikelphase wird ihnen eine fruchtbarkeitssteigernde Wirkung nachgesagt.

Hirtentäschel Hirtentäschel wird traditionell bei aller Art von Zyklusbeschwerden eingesetzt, aufgrund der blutstillenden Wirkung bei langer und starker Monatsblutung. Kann frisch verzehrt werden.

Hopfen Hopfen enthält viele Phytoöstrogene und ist eine sinnvolle Teezubereitung bei Angstzuständen und Schlafstörungen, z. B. in der Lutealphase oder den Wechseljahren.

Melisse Melisse ist eines der klassischen Kräuter, die gerne zur Entspannung bei mentalem Stress und Schlafproblemen eingesetzt werden. Melisse soll außerdem lindernd auf Verdauungsbeschwerden wirken.

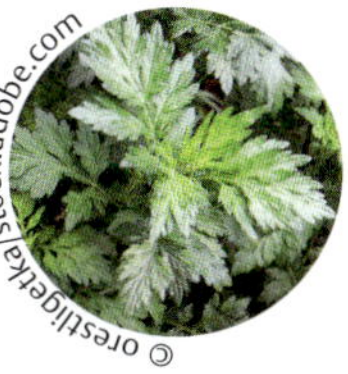
© orestligetka|stock.adobe.com

Beifuß Beifuß wird eine fruchtbarkeits- und empfängnisfördernde Wirkung nachgesagt. Insgesamt soll Beifuß zyklusregulierend wirken. In der Lutealphase soll er krampflösende und lindernde Wirkungen bei PMS-Beschwerden haben.

Brennnessel Brennnesselblätter sind reich an Protein und Kalzium und können so stärkend auf den Organismus und die Blutbildung wirken. Brennnessel wird daher traditionell während und nach der Periode angewendet. In der Follikelphase soll sie außerdem fruchtbarkeitsfördernd wirken und in der Lutealphase PMS-Beschwerden lindern.

Giersch Giersch ist ein geschmacksintensives und gesundes Wildkraut, reich an Kalzium, Magnesium und Vitamin C und kann als Salat oder Gemüse zubereitet werden.

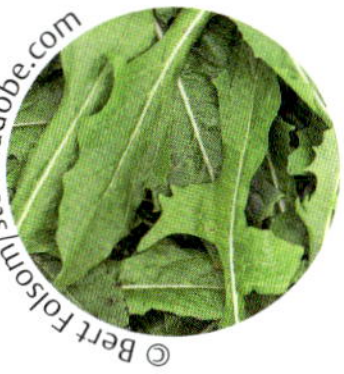
© Bert Folsom|stock.adobe.com

Löwenzahn Löwenzahn ist reich an Bitterstoffen, die u. a. die Leberfunktion unterstützen, was wiederum bei der Regulation des Hormonhaushaltes hilft. Außerdem ist er reich an Flavonoiden, die die Fruchtbarkeit erhöhen können.

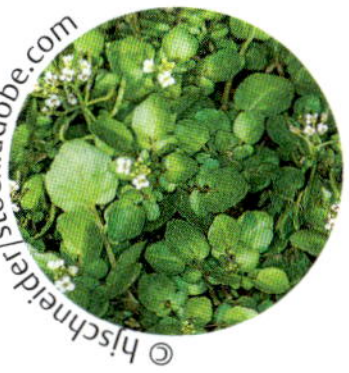
© hjschneider|stock.adobe.com

Brunnenkresse Die Brunnenkresse gehört zu den Kreuzblütlern, die reich an Senfölen sind. Die Abbauprodukte von Senfölen können den Östrogenhaushalt regulieren. Brunnenkresse ist außerdem reich an Vitamin C.

Zimt Zimt scheint bei PCOS zur Stabilisierung des Blutzuckers beizutragen. Er ist außerdem ein stimmungsaufhellendes Gewürz, soll bei Verdauungsbeschwerden unterstützen, krampflindernd wirken und den Stoffwechsel anregen.

Basilikum Basilikum wird in der Frauenheilkunde dank der enthaltenen Phytoöstrogene eine zyklusregulierende, eisprunganregende und libidosteigernde Wirkung nachgesagt.

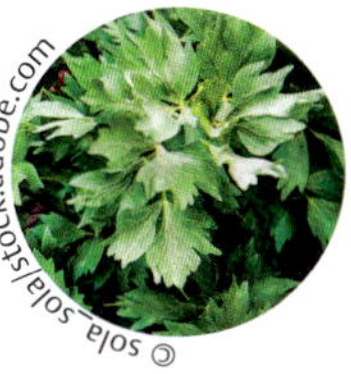
© sola_sola|stock.adobe.com

Liebstöckel Liebstöckel wird traditionell als menstruationsförderndes und entkrampfendes Kraut verzehrt. Es soll PMS lindern und den Zyklus harmonisieren sowie fruchtbarkeitsfördernd wirken.

Rosmarin Rosmarin ist nicht nur wegen seines einzigartigen Geschmackes ein beliebtes Küchenkraut. Die Inhaltsstoffe des Rosmarins sollen außerdem u. a. lindernd bei Muskelschmerzen wirken und die Verdauung regulieren.

Sekundäre Pflanzenstoffe

Besonders interessant für deine Gesundheit sind neben den Nährstoffen vor allem die sekundären Pflanzenstoffe in pflanzlichen Lebensmitteln und nahrungsergänzenden pflanzlichen Zubereitungen.

Hier findest du eine kleine Übersicht darüber, welche sekundären Pflanzenstoffe für deinen Zyklus besonders relevant sind, und erfährst, welche Lebensmittel du auf deine Einkaufsliste setzen solltest, um immer gut versorgt zu sein.

Was sind sekundäre Pflanzenstoffe?

Sekundäre Pflanzenstoffe sind bioaktive Substanzen, die in Pflanzen vorkommen und diesen bestimmte Überlebensvorteile sichern (Schutz, Abwehr, Fortpflanzung usw.). Für Menschen sind sie nicht überlebensnotwendig, haben jedoch aufgrund ihrer Wirkung im menschlichen Organismus gesundheitsförderliche Effekte. Sie sind ein Faktor für die vielen gesundheitlichen Vorteile einer pflanzenbasierten Ernährung.

Welche Pflanzenstoffe für Menstruierende?

Zu den sekundären Pflanzenstoffen gehören die Phytoöstrogene (z. B. in Soja, Leinsamen, Rotklee), die einen Einfluss auf den Östrogenhaushalt haben und so die Regulierung des Hormonhaushaltes und des Menstruationszyklus unterstützen und dadurch damit verbundene Beschwerden wie PMS, Zyklusschwankungen oder auch Haut- und Haarprobleme reduzieren können. Ähnliche Effekte haben Lignane (z. B. in Leinsamen).

Flavonoide (z. B. in Äpfeln, Zwiebeln, Beeren) können die Fruchtbarkeit verbessern und wirken sich positiv auf Haut und Haare aus.

Auch Carotinoide (z. B. in gelbem oder orangefarbenem Obst und Gemüse wie Aprikosen, Möhren, Kürbis) fördern eine gesunde Eizellreifung und können so Zyklusschwankungen lindern.

Antioxidativ wirkende Polyphenole (z. B. in grünem Tee, Kakao oder Trauben) haben nicht nur auf Haut und Haar einen positiven Effekt, sondern sind auch wichtig für die Herz-Kreislauf-Gesundheit.

Auch Ballaststoffe gehören zu den sekundären Pflanzenstoffen. Sie unterstützen die

Verdauung und können so bei der Gewichtsstabilisierung hilfreich sein.

Wir haben nur ein paar wenige Vertreter der mittlerweile über 10000 bekannten sekundären Pflanzenstoffe genannt. Von einem Bruchteil der Substanzen sind die Wirkungen im menschlichen Organismus bekannt, viele von ihnen haben eine pharmakologische Wirkung. Sicher ist aber, dass eine ausreichende und abwechslungsreiche Versorgung mit sekundären Pflanzenstoffen gesundheitsförderlich und über eine pflanzenbasierte Ernährung sehr gut erreichbar ist.

Faustregel: Eat the Rainbow!

Sekundäre Pflanzenstoffe sind sehr oft auch Farbstoffe. Um also in den Genuss einer größtmöglichen Auswahl von gesundheitsförderlichen Stoffen zu kommen, kannst du versuchen, jeden Tag so bunt wie möglich zu essen.

Wie wäre es mit einem Regenbogen-Obstsalat: Erdbeere, Aprikose, Banane, Kiwi, rote Trauben, Heidelbeeren und Pflaumen?

Oder einer Regenbogen-Gemüsepfanne: rote Paprika, Kürbis, Zwiebel, Brokkoli, Kidneybohnen und Rotkohl?

Auch besonders starke Aromen sind oft sekundäre Pflanzenstoffe. Scheu dich also nicht vor Knoblauch, Zwiebeln, Kohl und Co.

Je bunter, desto mehr sekundäre Pflanzenstoffe. Und: Das Auge isst mit!

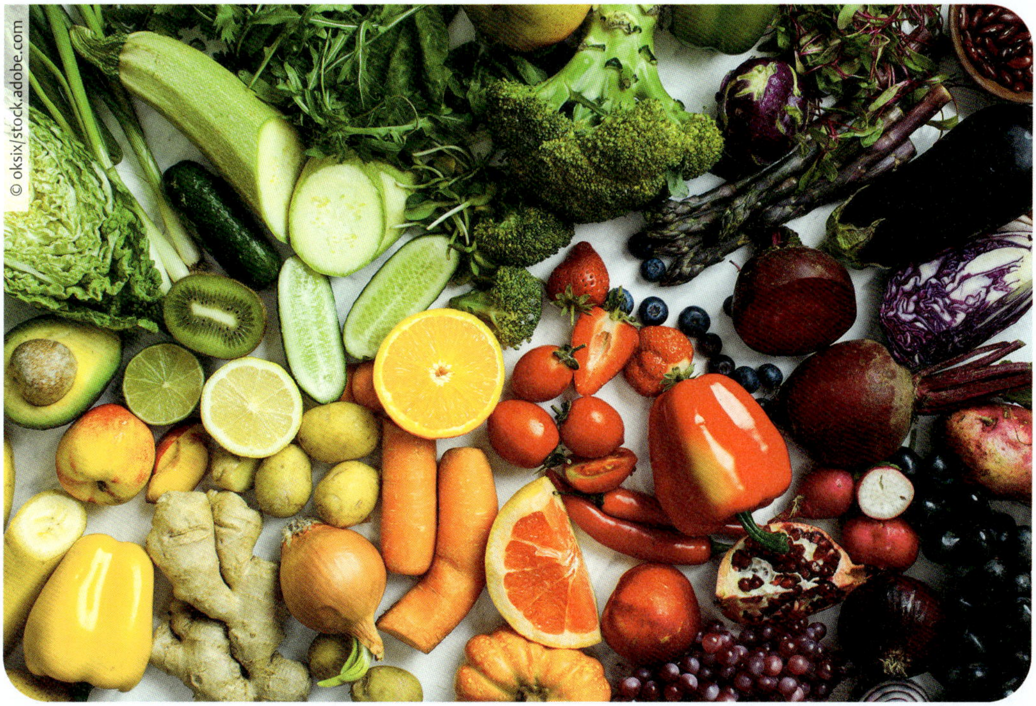

Optimierte Ernährung in den Zyklusphasen

Wie wir gesehen haben, hat der Körper von Menstruierenden in jeder Zyklusphase besondere Bedürfnisse und Bedarfe, die im Idealfall durch eine gesunde Ernährung gedeckt werden.

In diesem Kapitel findest du die Phasen im Überblick und erfährst, wie du dich am besten in der jeweiligen Zeit deines Zyklus ernährst.

Menstruation

Menstruationsschmerzen werden besonders durch Prostaglandine beeinflusst, welche aus den absterbenden Endometriumzellen freigesetzt werden. Sie haben eine entzündungsfördernde Wirkung, verengen die Blutgefäße der Gebärmutterschleimhaut und verursachen Kontraktionen der Gebärmutter. Was dazu dient, die abgestorbenen Schleimhautzellen auszustoßen, kann mit schmerzhaften Krämpfen einhergehen.

Je höher die Östrogenkonzentration während der Follikelphase ist, desto stärker wird die Gebärmutterschleimhaut aufgebaut. Eine Östrogen balancierende Ernährung in der Follikelphase kann so Menstruationsbeschwerden entgegenwirken. Eine pflanzenbasierte Ernährung während der Lutealphase und Menstruation, die reich an Obst, Gemüse, Vollkorngetreide, Hülsenfrüchten, Nüssen und Samen ist, gilt als antientzündlich und antioxidativ und ist geeignet, Menstruationskrämpfe zu lindern. Eine ausreichende Versorgung mit Vitamin A kann Menstruationsbeschwerden reduzieren.[86] Ebenso sind Ballaststoffe wichtig, um überschüssige Östrogene effektiv auszuscheiden.

Durch den Blutverlust während der Menstruation sollte in dieser Phase besonders auf die Eisenversorgung geachtet werden. Die Eisenaufnahme kann durch den gleichzeitigen Verzehr von Vitamin C gesteigert werden.

Bei Krämpfen während der Menstruation sind Magnesium und Kalzium hilfreich.

Omega-3-Fettsäuren sind nicht nur relevant für die Hormonproduktion, sondern wirken vor allem antientzündlich. Dies kann die entzündungsfördernde Wirkung der Prostaglandine abschwächen. Auch andere entzündungshemmende Lebensmittel können hier unterstützen.

Einkaufsliste Menstruation

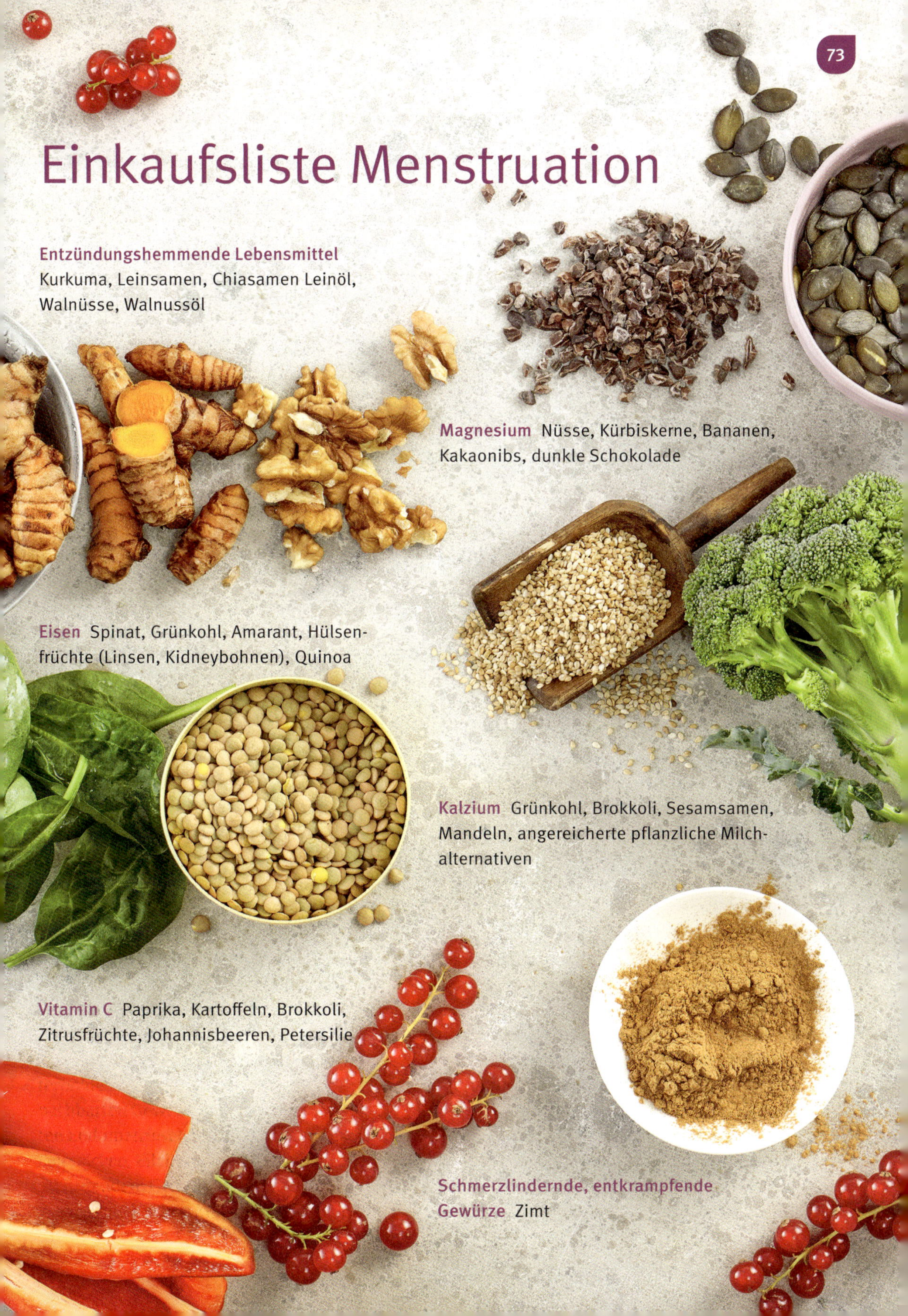

Entzündungshemmende Lebensmittel
Kurkuma, Leinsamen, Chiasamen Leinöl, Walnüsse, Walnussöl

Magnesium Nüsse, Kürbiskerne, Bananen, Kakaonibs, dunkle Schokolade

Eisen Spinat, Grünkohl, Amarant, Hülsenfrüchte (Linsen, Kidneybohnen), Quinoa

Kalzium Grünkohl, Brokkoli, Sesamsamen, Mandeln, angereicherte pflanzliche Milchalternativen

Vitamin C Paprika, Kartoffeln, Brokkoli, Zitrusfrüchte, Johannisbeeren, Petersilie

Schmerzlindernde, entkrampfende Gewürze Zimt

Nährstoffbedarf bei hormoneller Verhütung

Die Empfehlungen und Rezepte in diesem Buch beziehen sich auf einen natürlichen Zyklus. Bei der Verwendung hormoneller Verhütungsmethoden wie der Antibabypille werden kontinuierlich synthetische Hormone zugeführt. Dadurch werden die natürlichen zyklischen Konzentrationsschwankungen der Sexualhormone, die Reifung der Eizelle, der Eisprung, die Veränderungen an der Gebärmutter und die Kommunikation zwischen Gehirn und Eierstöcken unterbunden.
Sowohl die Anpassungen des Körpers an diesen unnatürlichen Zustand als auch der Abbau der synthetischen Hormone verändern den Nährstoffbedarf. Leider wird in der Packungsbeilage meist nur auf Nebenwirkungen hingewiesen, nicht aber darauf, dass diese zum Teil durch einen Nährstoffmangel verursacht oder verstärkt werden können.
Insbesondere bei Folsäure, Magnesium, Selen, Vitamin B_2 (Riboflavin), Vitamin B_{12}, Vitamin B_6, Vitamin E, Vitamin C und Zink konnte in Studien ein erhöhter Bedarf durch die Pilleneinnahme gezeigt werden. Durch deren Vielzahl an Funktionen im Organismus können viele Begleitbeschwerden der Pilleneinnahme und Beschwerden bei Absetzen der Pille erklärt werden.[87]

Follikelphase

Stoffwechsel während der Follikelphase:

- **verringerte Fettverbrennung**
- **verringerter Proteinstoffwechsel**
- **erhöhter Kohlenhydratstoffwechsel**[88]

Fokus auf den Kohlenhydratstoffwechsel

Aufgrund des erhöhten Kohlenhydratstoffwechsels sind komplexe Kohlenhydrate und ballaststoffreiche Lebensmittel besonders wichtig in der Follikelphase, um ein starkes Absinken des Blutzuckerspiegels zu vermeiden. Blutzuckerschwankungen führen zu Heißhunger und können das Hormongleichgewicht stören, da sich Östrogen und Insulin gegenseitig beeinflussen. Dabei kann Östrogen die Insulinsensitivität verbessern[89], was der Grund dafür ist, dass die Körperzellen während der Follikelphase besser auf Insulin reagieren. Ein dauerhaft erhöhter Blutzuckerspiegel kann jedoch wiederum die Follikelreifung negativ beeinflussen.

Östrogene tragen dazu bei, den Blutzuckerspiegel zu stabilisieren und die Insulinsensitivität zu verbessern, und verringern somit das Risiko für Insulinresistenz und Diabetes Typ 2. Sie wirken an verschiedenen Stellen des Kohlenhydratstoffwechsels:

1. Verringerung der Glukoneogenese in der Leber Bei der Glukoneogenese bildet die Leber Glucose aus Nicht-Kohlenhydrat-Quellen. Östrogene hemmen Enzyme und Signalwege dieses Prozesses, dadurch wird weniger Glucose freigesetzt und der Blutzuckerspiegel sinkt.

2. Verbesserung der Funktion der Betazellen des Pankreas Die Betazellen sind für die Produktion und Freisetzung von Insulin zuständig. Östrogene reduzieren oxidativen

Stress und Entzündungen und fördern die Regeneration der Betazellen.

3. Reduktion der Sekretion von Glucagon aus den Alphazellen des Pankreas Alphazellen produzieren Glucagon. Dieses fördert die Glucosefreisetzung aus der Leber. Östrogene reduzieren die Aktivität der Alphazellen, dadurch wird weniger Glucose in den Blutkreislauf abgegeben.

4. Stimulation der Produktion von GLP-1 durch die L-Zellen im Darm Glucagon-like Peptide 1 (GLP-1) ist ein Hormon, das die Insulinfreisetzung steigert, die Glucagonfreisetzung hemmt sowie die Magenentleerung verlangsamt, sodass der Blutzuckeranstieg nach einer Mahlzeit verringert ist.

Ein gesunder Darm hilft

Um den Hormonhaushalt durch eine gesunde Darmfunktion und ein harmonisches Mikrobiom zu unterstützen, ist der Verzehr von probiotischen Lebensmitteln sinnvoll. Sie unterstützen den Anstieg von Östrogen- und FSH-Spiegeln (Seite 18). Phytoöstrogene aus Sojabohnen und Kreuzblütlern können die Regulierung des Östrogenhaushaltes unterstützen.

Rohkost wird in der Follikelphase in der Regel besser vertragen, da die Verdauung wieder in Schwung kommt. Aus diesem Grund können Linsen, Kohl und eher schwer verdauliche Lebensmittel oft ohne größere Beschwerden zur Deckung des Proteinbedarfs beitragen. Denn eine gute Versorgung mit Proteinen ist in der Follikelphase sehr wichtig für die Bildung der Hormone und die Regeneration der Gebärmutterschleimhaut. Eine Einkaufsliste für diese Phase findest du weiter hinten im Buch (Seite 76/77).

Die Eizellreifung unterstützen

Während der Follikelphase reift eine befruchtungsfähige Eizelle heran. Neben den Mikronährstoffen, die mit einer erhöhten Fruchtbarkeit assoziiert werden, können einige weitere Nährstoffe hilfreich sein. Dazu zählen Zink und Kalzium, die die Eizellreifung unterstützen, Selen für den normalen Haushalt der Geschlechtshormone sowie Jod für die normale Funktion der Schilddrüse.

Was kannst du beim Eisprung beachten?

Mit dem Eisprung fällt das zuvor in der Follikelphase stark angestiegene Östrogen wieder ab. Um die effektive Ausscheidung zu unterstützen, solltest du in der späten Follikelphase sehr auf eine ballaststoffreiche Ernährung achten. Ballaststoffe unterstützen die Ausscheidung von Östrogenen und verhindern die übermäßige Wiederaufnahme in den Blutkreislauf. Antioxidanzien unterstützen die Leberfunktion beim Abbau der Hormone. Eine Einkaufsliste findest du weiter hinten im Buch (Seite 79).

Lutealphase

Stoffwechsel in der Lutealphase:

- **erhöhte Fettverbrennung**
- **erhöhter Proteinstoffwechsel**
- **verringerter Kohlenhydratstoffwechsel**
- **erhöhter Energieverbrauch in Ruhe**[91]

Erhöhter Kalorienbedarf

Es gibt Hinweise darauf, dass in der Lutealphase der Kalorienbedarf um 100–300 kcal steigt, vermutlich durch den Temperaturanstieg durch die Progesteronproduktion nach dem Eisprung: Die tatsächliche Energieauf-

Einkaufsliste Follikelphase

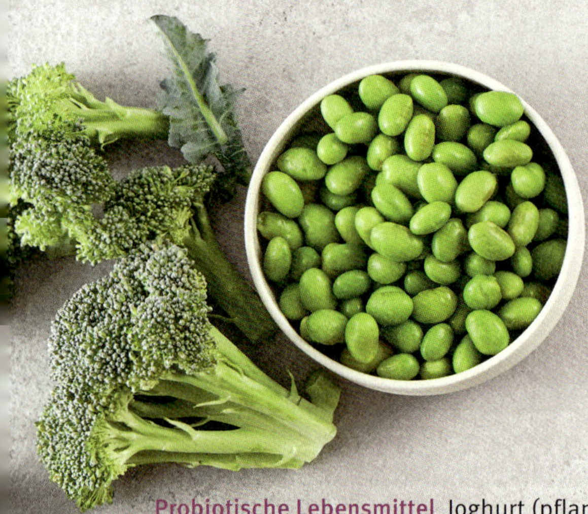

Phytoöstrogene & östrogenregulierende Lebensmittel Sojaprodukte (Tofu, Tempeh, Sojamilch, Edamame), Kreuzblütler (Brokkoli, Blumenkohl, Rosenkohl, Grünkohl, Rettich, Senf), Samen, Nüsse, Hülsenfrüchte, Obst, Gemüse

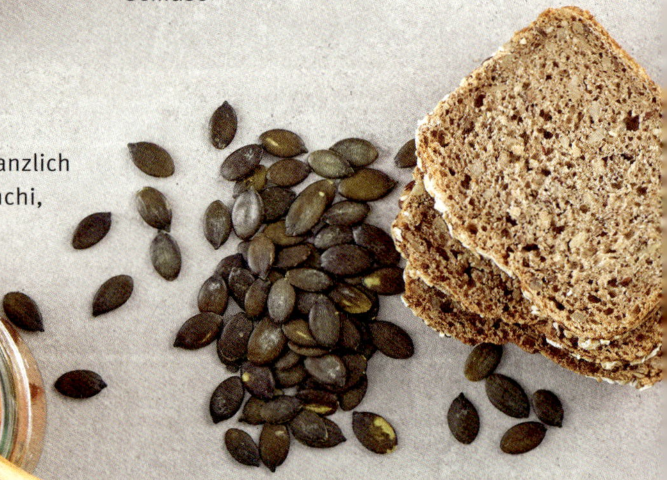

Probiotische Lebensmittel Joghurt (pflanzlich & fermentiert), frisches Sauerkraut, Kimchi, Kombucha, Miso, (Wasser-)Kefir

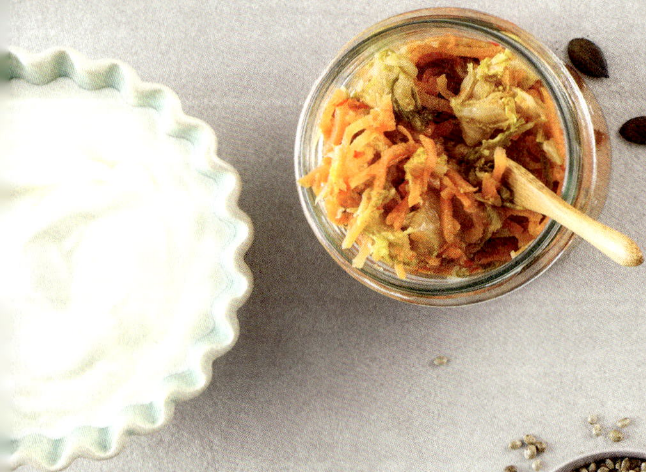

Zink Kichererbsen, Kürbiskerne, Vollkornprodukte (Haferflocken, Vollkornbrot), Nüsse

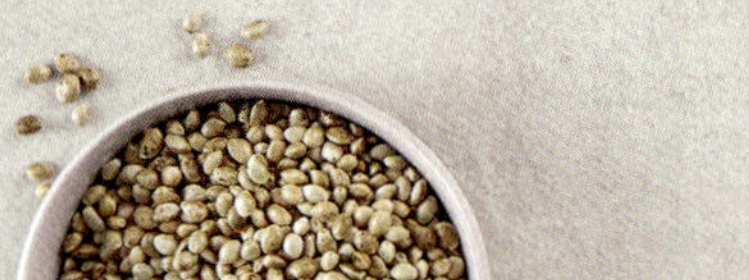

Proteine Hülsenfrüchte, Tofu, Tempeh, Nüsse, Samen, Vollkorngetreide

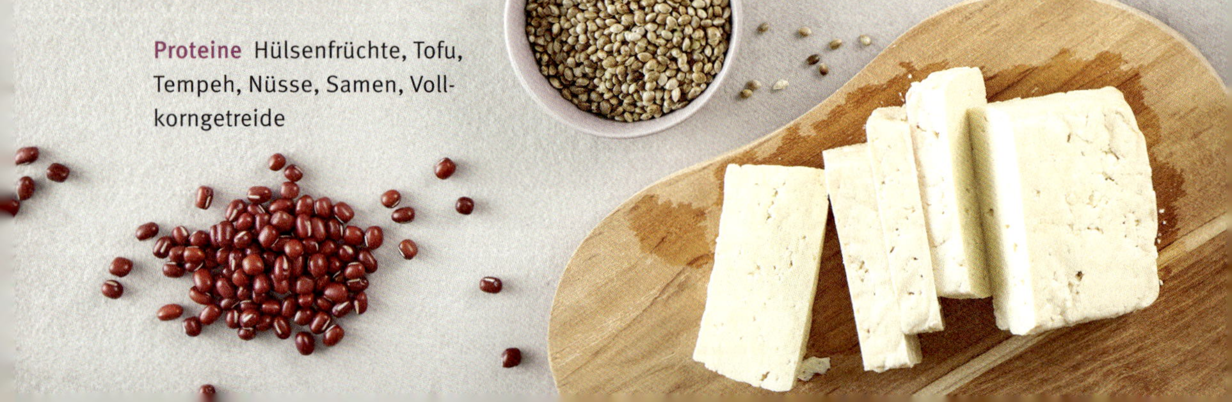

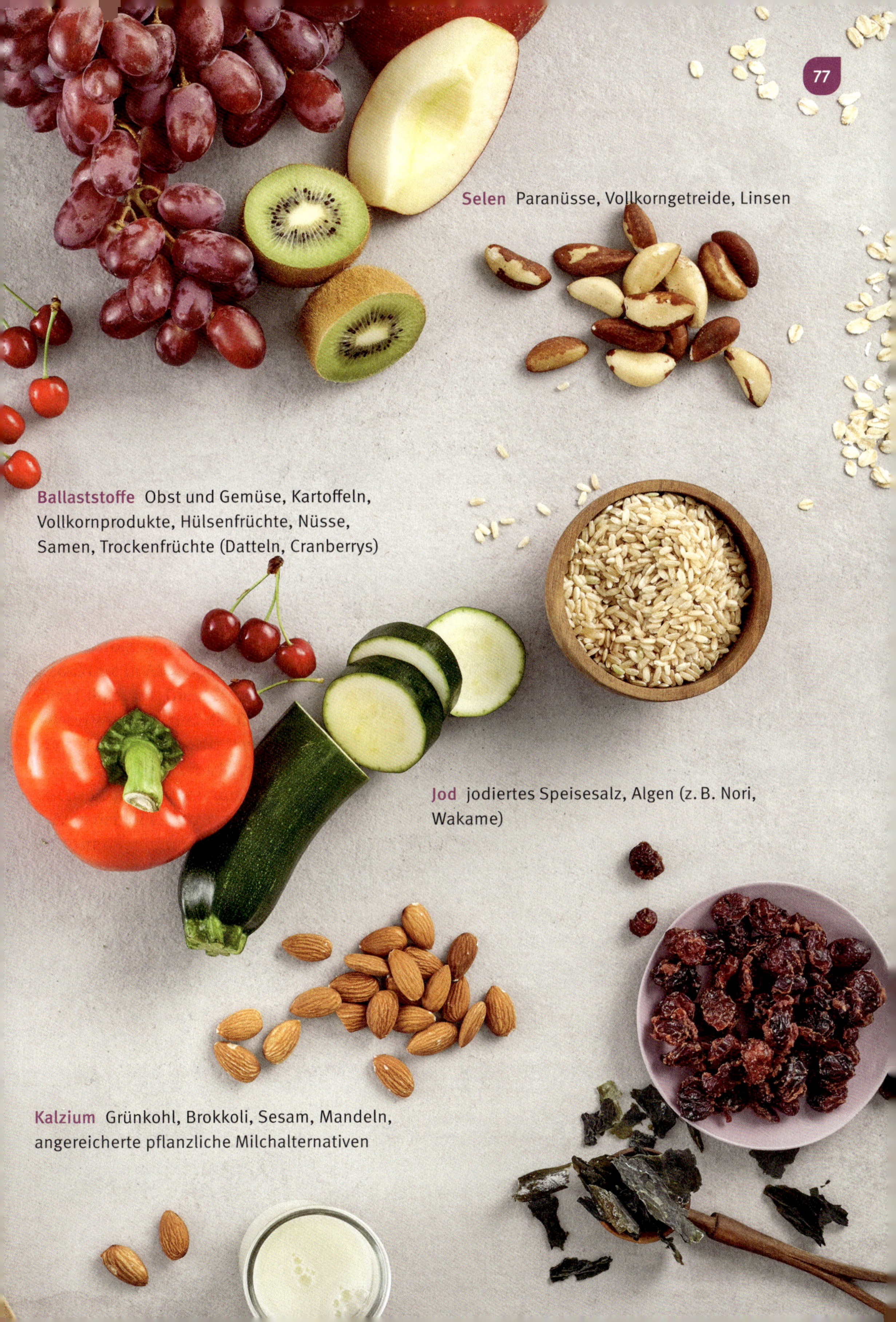

Selen Paranüsse, Vollkorngetreide, Linsen

Ballaststoffe Obst und Gemüse, Kartoffeln, Vollkornprodukte, Hülsenfrüchte, Nüsse, Samen, Trockenfrüchte (Datteln, Cranberrys)

Jod jodiertes Speisesalz, Algen (z. B. Nori, Wakame)

Kalzium Grünkohl, Brokkoli, Sesam, Mandeln, angereicherte pflanzliche Milchalternativen

Kann Sojaverzehr zu Brustkrebs führen?

Nach wie vor herrscht Unsicherheit bezüglich des Verzehrs von Sojaprodukten bzw. phytoöstrogenreichen Lebensmitteln. Soja ist reich an Isoflavonen wie Genistein und Daidzein. Diese ähneln dem körpereigenen Östrogen und können mit den gleichen Rezeptoren interagieren. Es besteht Sorge, dass dies bei bestimmten Brustkrebsarten und bei Frauen mit höherem Risiko für Brustkrebs das Tumorwachstum verstärkt. Mittlerweile existieren etliche Studien, die sich diesem Thema angenommen haben. Pflanzliche Östrogenanaloga, die mit einer ausgewogenen und als gesund geltenden Ernährung aufgenommen werden, scheinen in der Regel eher östrogensenkende Effekte zu haben oder zumindest das Risiko für Brustkrebs nicht zu erhöhen. Vorsicht ist hingegen angeraten bei hochdosierten isolierten Nahrungsergänzungsmitteln und falls bereits Brustkrebs vorliegt, je nach Art. Die Empfehlungen des Arztes oder der Ärztin sollten hier unbedingt berücksichtigt werden.[90]

nahme ist im Vergleich zur Follikelphase leicht erhöht.[92] Wir möchten darauf hinweisen, dass es auch Studien gibt, die keinen Unterschied feststellen können. Problematisch ist hier die ungenaue und unterschiedliche Benennung der Zyklusphasen, die in den meisten Studien nicht mit Hormontests überprüft wird. Auch anovulatorische Zyklen (ohne Eisprung) finden in Studien kaum Beachtung.[93]

Was viele Menstruierende aus eigener Erfahrung bestätigen können, konnte auch in Studien gezeigt werden: Heißhunger auf Snacks, Süßigkeiten oder Schokolade ist in der Lutealphase häufiger.[94] Hier spielen sehr wahrscheinlich auch Symptome des PMS wie Stimmungsschwankungen oder depressive Verstimmungen und PMDS eine Rolle, die ungünstige Ernährungsmuster fördern.[95] Um Heißhungerattacken durch einen stabilen Blutzuckerspiegel zu verhindern, bieten sich in der Lutealphase Lebensmittel mit einem niedrigen glykämischen Index an. Besonders empfehlenswert ist die Kombination von komplexen Kohlenhydraten, Proteinen und Fetten. Außerdem sollen komplexe Kohlenhydrate einen positiven Effekt auf PMS haben (Seite 50).

Es bietet sich an, den erhöhten Bedarf über pflanzliche Fette, die reich an ungesättigten Fettsäuren sind, und Protein zu decken. Die Zunahme an Progesteron sorgt für eine verschlechterte Insulinsensitivität in der Lutealphase, dadurch kommt es zu einem stärkeren Anstieg des Blutzuckerspiegels nach Mahlzeiten, vor allem bei solchen mit hoher glykämischer Last. Fettreserven hingegen können in der Lutealphase effektiver aufgebraucht werden.[96] Unterstützend können bestimmte Pflanzenstoffe wirken, so z. B. Catechine aus grünem Tee[97] oder Capsaicin aus Paprika und Chili[98].

Erhöhter Proteinstoffwechsel

Der Proteinstoffwechsel ist in der Lutealphase erhöht. Da die Proteinoxidation mit oxidativem Stress einhergeht, sollte auf Lebensmittel mit antioxidativen und antientzündlichen Nährstoffen geachtet werden.

Einkaufsliste Eisprung

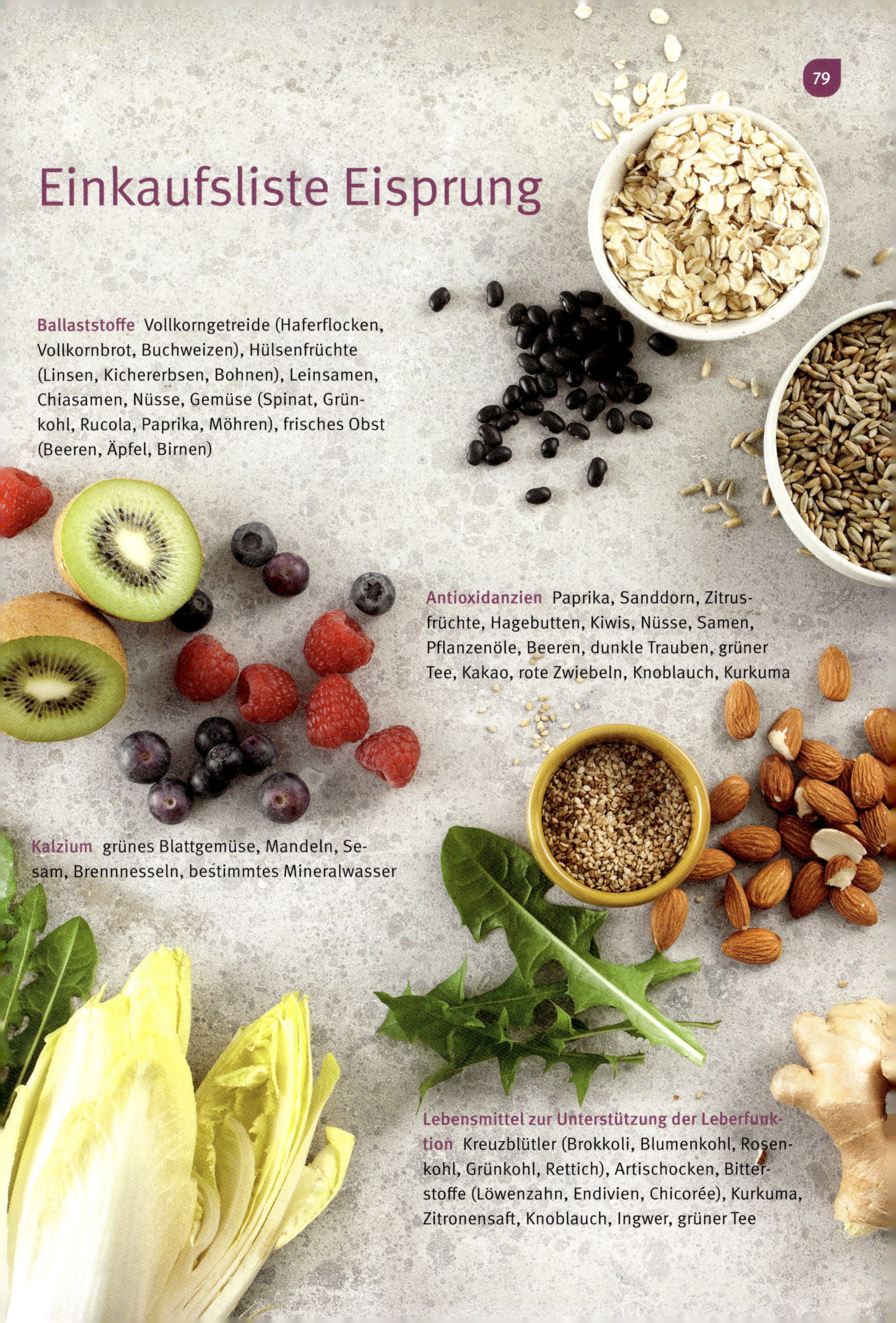

Ballaststoffe Vollkorngetreide (Haferflocken, Vollkornbrot, Buchweizen), Hülsenfrüchte (Linsen, Kichererbsen, Bohnen), Leinsamen, Chiasamen, Nüsse, Gemüse (Spinat, Grünkohl, Rucola, Paprika, Möhren), frisches Obst (Beeren, Äpfel, Birnen)

Antioxidanzien Paprika, Sanddorn, Zitrusfrüchte, Hagebutten, Kiwis, Nüsse, Samen, Pflanzenöle, Beeren, dunkle Trauben, grüner Tee, Kakao, rote Zwiebeln, Knoblauch, Kurkuma

Kalzium grünes Blattgemüse, Mandeln, Sesam, Brennnesseln, bestimmtes Mineralwasser

Lebensmittel zur Unterstützung der Leberfunktion Kreuzblütler (Brokkoli, Blumenkohl, Rosenkohl, Grünkohl, Rettich), Artischocken, Bitterstoffe (Löwenzahn, Endivien, Chicorée), Kurkuma, Zitronensaft, Knoblauch, Ingwer, grüner Tee

Zusätzlich scheint durch den erhöhten Proteinstoffwechsel besonders Lysin, eine der essenziellen Aminosäuren, verbraucht zu werden.[99] Der vermehrte Aminosäureumsatz geht vermutlich mit der Verdickung der Gebärmutterschleimhaut einher.[100] Eine ausreichende Proteinversorgung ist daher wichtig, besonders, wenn regelmäßig Sport gemacht wird.

PMS und Menstruationsbeschwerden vorbeugen

Eine antientzündliche Ernährung kann helfen, PMS und Menstruationsbeschwerden zu lindern. Sehr gute entzündungsreduzierende Effekte können mit einer rein pflanzlichen und pflanzenbasierten Ernährung erzielt werden.[101]

Eine sinnvolle Nahrungsergänzung während der Lutealphase ist Mönchspfeffer gegen Beschwerden des PMS. Gerade bei geschwollenen Brüsten, Kopfschmerzen, Reizbarkeit, Ärger und Stimmungsschwankungen hat die Einnahme von Mönchspfeffer gute Ergebnisse in Studien gezeigt.[102]

Leicht verdaulich ist wichtig

Während der Lutealphase werden Rohkost und schwer verdauliche Speisen weniger gut vertragen. Ursache ist vermutlich der hohe Progesteronspiegel. Die beruhigende Wirkung des Hormons wirkt sich auch auf die Darmaktivität aus und führt zu Darmträgheit, Blähungen oder Verstopfungen. Aus diesem Grund ist es gerade in der Lutealphase wichtig, auf ausreichend Wasser- und Ballaststoffzufuhr zu achten. Die wohl schonendste Art der Zubereitung, um möglichst viele Nährstoffe zu erhalten und das Gemüse gut bekömmlich zu machen, ist das Dünsten. Ebenfalls leicht verträglich und beruhigend sind wärmende Suppen, Eintöpfe oder Porridge. Eine Einkaufsliste für diese Phase findest du weiter hinten im Buch (Seite 82/83).

Verdauung im Zyklus

Der Zyklus mit seinen hormonellen Veränderungen hat Einfluss auf die Verdauung. Die Follikelphase nach der Menstruation ist in der Regel die Zeit, wo kaum Verdauungsbeschwerden auftreten. In der Lutealphase hingegen können Verstopfungen und ein aufgeblähter Bauch ständige Begleiter sein.[103] Dies liegt vermutlich am zunehmenden Einfluss von Progesteron. Dieses wirkt entspannend auf die Gebärmuttermuskulatur und verhindert Kontraktionen, damit sich eine befruchtete Eizelle einnisten kann. Die Wirkung geht jedoch auch auf das Darmgewebe über und macht den Darm träge. Der Zusammenhang ist nicht hundertprozentig geklärt, besonders in der Schwangerschaft mit hohen Progesteronspiegeln sind Verdauungsbeschwerden jedoch häufig.[104]

Wenn die Verdauung während der Lutealphase oft ausgebremst wird, ist sie mit Beginn der Menstruation besonders aktiv. Durchfall und Blähungen sind in den ersten Tagen nicht selten. Ursächlich ist vermutlich die Ausschüttung von Prostaglandinen. Dies sind Gewebshormone, die die Kontraktionen in der Gebärmutter anregen, damit die aufgebaute Gebärmutterschleimhaut abgestoßen werden kann. Sie werden nach Absinken des Progesteronspiegels ausgeschüttet, wenn keine Befruchtung erfolgt. Auch sie beeinflussen die Aktivität des Darmes, sodass die Verdauung angeregt wird.[105]

Diese zyklischen Veränderungen in der Verdauungsfunktion beeinflussen auch die Verstoffwechslung von Medikamenten. Da pharmakologische Studien meist mit männlichen Probanden arbeiten, kann die Wirkung von Medikamenten bei Menschen mit Menstruationszyklus abweichen.[106]

Um Verdauungsbeschwerden während des Zyklus vorzubeugen, ist eine ballaststoffreiche Ernährung sinnvoll. Diese reguliert die Darmtätigkeit auf natürlichem Wege. Akut können Flohsamenschalen eine sinnvolle Ergänzung sein. Diese binden Flüssigkeit bei Durchfall oder machen den Stuhl weicher und gängiger bei Verstopfungen.

Auch die Einnahme von Magnesium hilft oft bei Verstopfungen in der Lutealphase, da ein Magnesiummangel mitursächlich für einen trägen Darm sein kann. Wähle in der Lutealphase leicht verdauliche, gegarte Speisen. Rohkost wird dann weniger gut vertragen. Wichtig ist auch, ausreichend zu trinken. Kaffee und schwarzer Tee können die Darmaktivität anregen.

Ernährung und Sport

Auch wenn es sich um ein Thema handelt, über das ganz eigene Bücher geschrieben werden, möchten wir der Vollständigkeit halber darauf hinweisen, dass die Zyklusernährung besonders für Sportler*innen sehr interessant ist. Der Stoffwechsel verändert sich im Laufe der Zyklusphasen, was einen signifikanten Einfluss auf den Erfolg von üblichen Ernährungspraktiken in der Sporternährung hat.

Der Menstruationszyklus beeinflusst den Energiestoffwechsel während des Sports, wobei Östrogen tendenziell leistungsfördernd und Progesteron eher leistungshemmend wirkt. Die Follikelphase könnte für hochintensive Belastungen optimal sein, während in der Lutealphase die Fettverbrennung bei längeren Ausdauerbelastungen unterstützt wird.[107]

Muskelaufbau in der Follikelphase

Mit dem kontinuierlich steigenden Östrogenspiegel in der Follikelphase wird die Proteinsynthese angeregt, da Östrogen anabol wirkt und den Muskelaufbau fördert. Zudem ist in der Follikelphase die Verwertung von Kohlenhydraten während des Trainings begünstigt. Studien zeigen, dass Frauen in dieser Phase empfindlicher auf Insulin reagieren, was bedeutet, dass Kohlenhydrate effizienter als Energiequelle genutzt werden und die Glykogenspeicher schneller aufgefüllt werden können.[108] Daher ist es sinnvoll, in dieser Phase auf eine ausreichende Kohlenhydratzufuhr zu achten – insbesondere, um den Körper bei intensiven und kraftbetonten Trainingseinheiten optimal zu unterstützen.[109] Zusätzlich profitiert die Muskelregeneration in dieser Phase von einer erhöhten Proteinzufuhr, da der Körper in der Lage ist, Muskelprotein effizienter zu synthetisieren.[110]

Muskelabbau verhindern in der Lutealphase

Der steigende Progesteronspiegel und der sinkende Östrogenspiegel während der Lutealphase führen zu einer verminderten Insulinsensitivität, wodurch der Körper stärker auf Fett als Energiequelle zurückgreift.[111] Gleichzeitig neigen Frauen in dieser Phase eher zu einem verstärkten Katabolismus, also dem Abbau von Proteinen und Mus-

Einkaufsliste Lutealphase

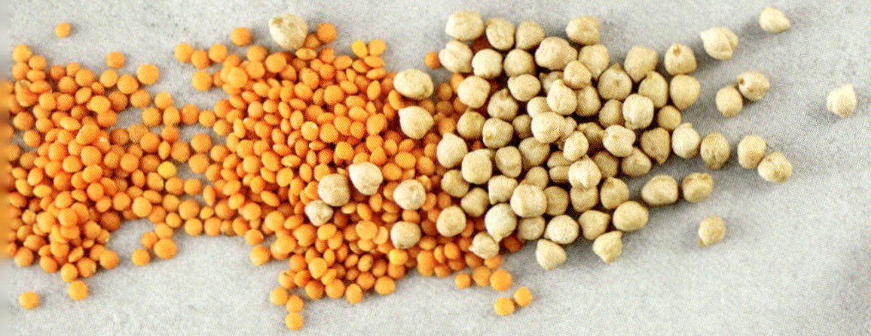

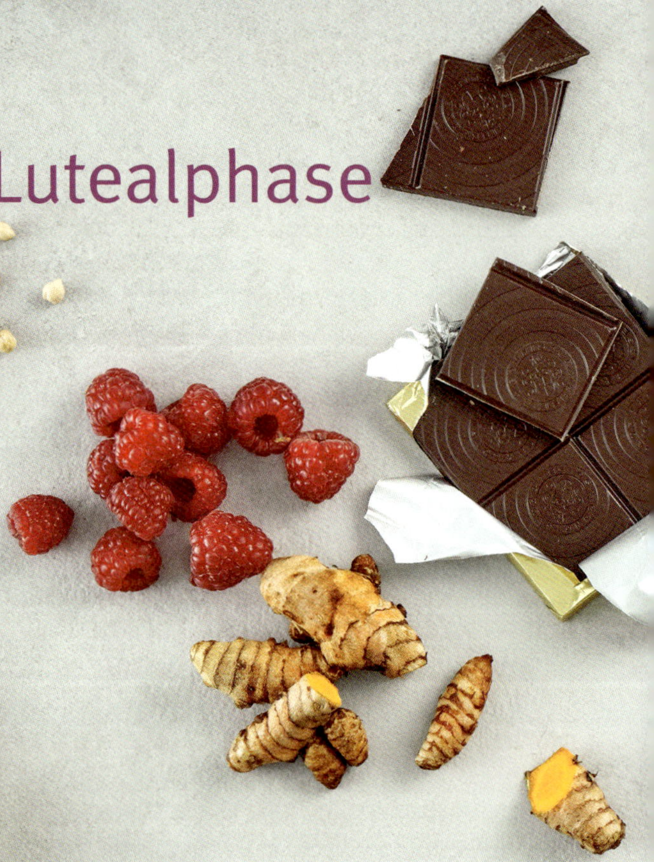

Proteine Hülsenfrüchte (Linsen, Kichererbsen, Bohnen), Tofu, Tempeh, Seitan, Haferflocken, Quinoa, Vollkornbrot

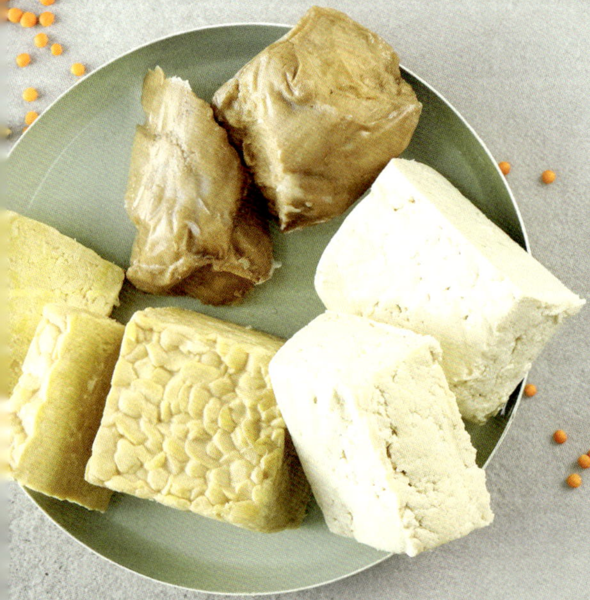

Antioxidanzien & entzündungshemmende Lebensmittel grüner Tee, Kurkuma, Ingwer, Knoblauch, Zwiebeln, Paprika, Beeren, dunkle Schokolade (hoher Kakaoanteil), Zitrusfrüchte, Spinat, Brokkoli, Grünkohl, Leinsamen, Walnüsse

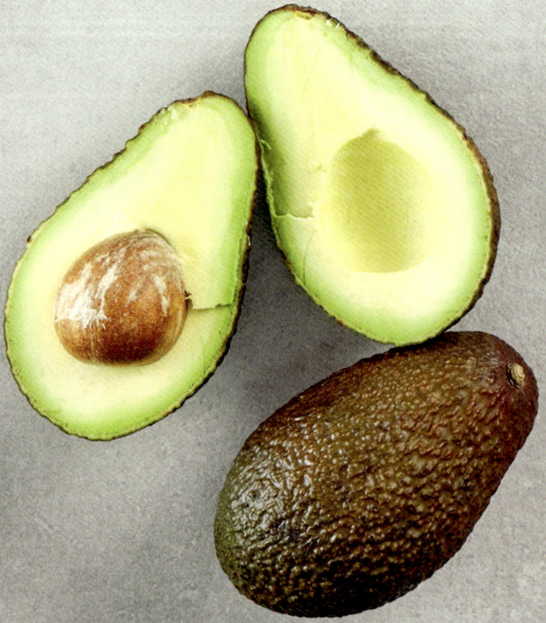

Gesunde Fette Avocado, Olivenöl, Leinöl, Walnüsse, Mandeln, Chiasamen, Leinsamen, Sonnenblumenkerne, Tahin, Cashewkerne

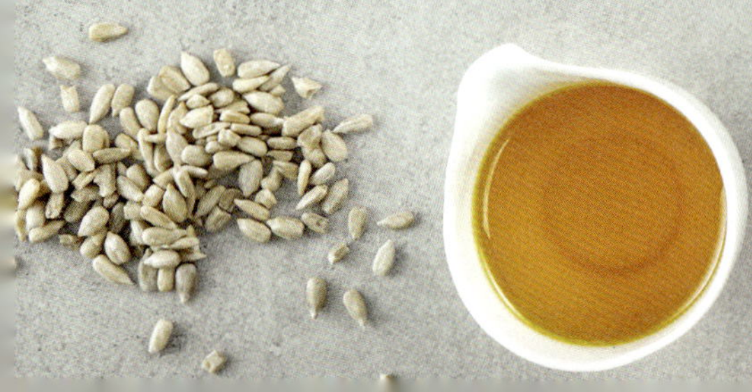

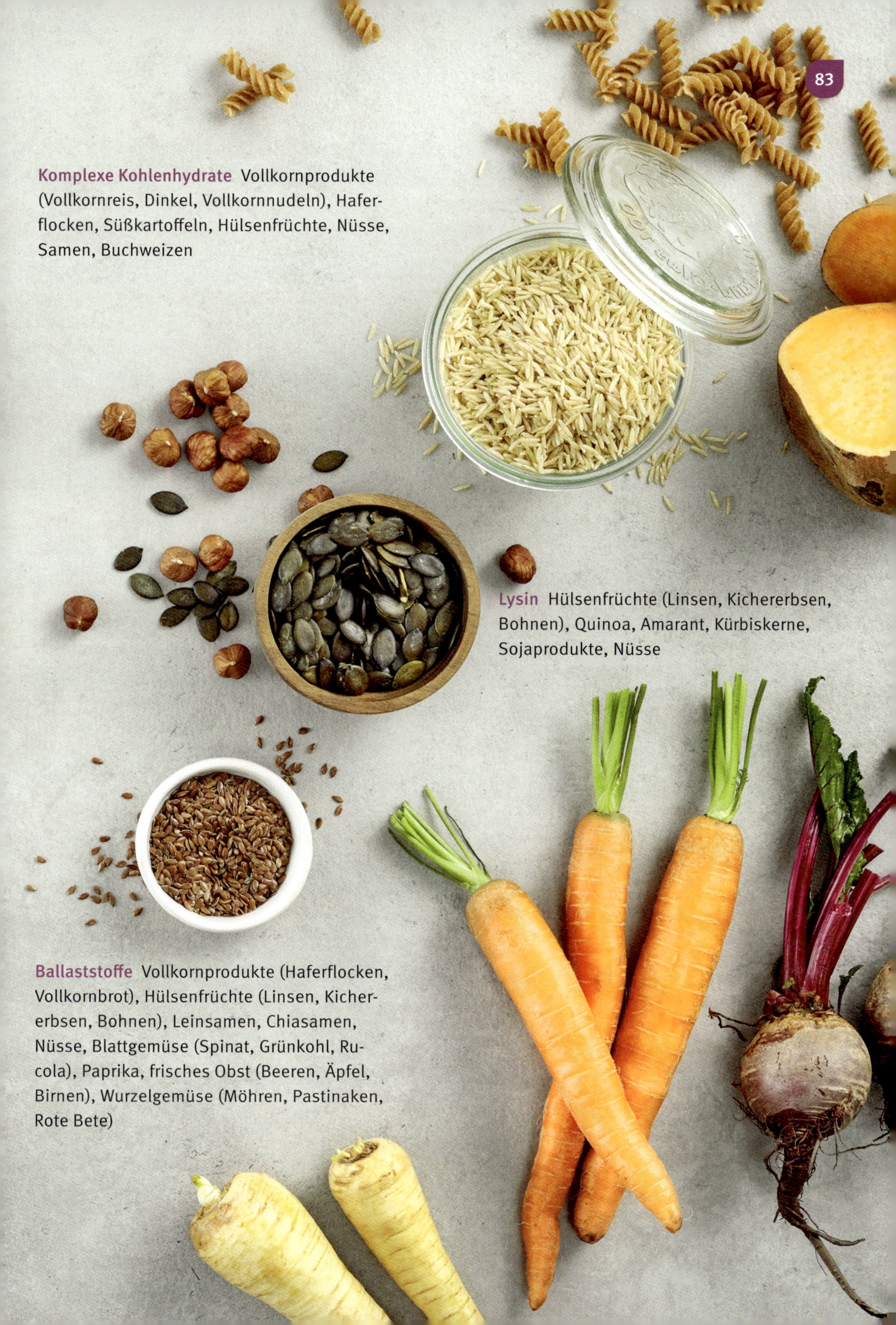

Komplexe Kohlenhydrate Vollkornprodukte (Vollkornreis, Dinkel, Vollkornnudeln), Haferflocken, Süßkartoffeln, Hülsenfrüchte, Nüsse, Samen, Buchweizen

Lysin Hülsenfrüchte (Linsen, Kichererbsen, Bohnen), Quinoa, Amarant, Kürbiskerne, Sojaprodukte, Nüsse

Ballaststoffe Vollkornprodukte (Haferflocken, Vollkornbrot), Hülsenfrüchte (Linsen, Kichererbsen, Bohnen), Leinsamen, Chiasamen, Nüsse, Blattgemüse (Spinat, Grünkohl, Rucola), Paprika, frisches Obst (Beeren, Äpfel, Birnen), Wurzelgemüse (Möhren, Pastinaken, Rote Bete)

kelmasse. Eine leicht erhöhte Proteinzufuhr kann deshalb sinnvoll sein.[112] Die Verwertung von Kohlenhydraten ist reduziert, weshalb viele Sportlerinnen in der Lutealphase berichten, dass sie sich mit einem etwas höheren Fettanteil in der Ernährung besser fühlen.[113] Gleichzeitig steigt der Energieverbrauch um etwa 100–300 kcal pro Tag an[114], sodass eine bewusste Kalorienzufuhr sinnvoll sein kann, um Heißhungerattacken und Leistungstiefs zu vermeiden.

Kohlenhydrate für Ausdauer

Einige Quellen, die sich mit der Kohlenhydratzufuhr von Ausdauersportlerinnen befassen, berichten, dass eine gesteigerte Kohlenhydrataufnahme vorteilhafte Effekte auf die maximale Ausdauerleistung erzielen kann, wenn auch weniger effektiv als bei Männern. Zudem legen die Ergebnisse nahe, dass im Vergleich zur Follikelphase eine Erhöhung des Kohlenhydratanteils vor und nach dem Training in der Lutealphase zu einer längeren Belastungszeit bis zur Erschöpfung führen kann.[115] Diese Ergebnisse verdeutlichen, wie wichtig es ist, Ernährungsempfehlungen individuell auf die Person und ihr Training anzupassen.

Eine zyklusorientierte Ernährung kann dazu beitragen, Leistungsschwankungen im Sport zu minimieren und die Regeneration zu optimieren. Während in der Follikelphase eine kohlenhydratreiche und proteinbetonte Ernährung von Vorteil ist, sollte in der Lutealphase eine ausreichende Proteinzufuhr sichergestellt und auf eine vermehrte Fettverbrennung Rücksicht genommen werden. Wichtig bleibt weiterhin der Blick auf individuelle Anpassungen, da jede einzelne Frau unterschiedlich auf hormonelle Veränderungen reagiert. Eine Ernährungsberatung, die auf den weiblichen Zyklus spezialisiert ist, ist deshalb gerade für Profisportlerinnen Gold wert.

Gut zu wissen

Aktuelle Daten zeigen einen Zusammenhang zwischen Reizdarm, Histaminunverträglichkeit, Glutensensitivität, SIBO (bakterieller Fehlbesiedlung des Dünndarms) und Leaky-Gut, also Darm- und Verdauungsbeschwerden, und Endometriose sowie PCOS. Hier gibt es u. a. Hinweise auf gemeinsame Risikogene bzw. auf die wechselseitige Beeinflussung eines disharmonischen Mikrobioms, eines gestörten Östroboloms und eines vorliegenden Hormonungleichgewichts. Solltest du also chronische Verdauungsbeschwerden haben, z. B. einen ständig aufgeblähten Bauch oder Nahrungsunverträglichkeiten, lohnt es sich, neben möglichen Darmerkrankungen auch gynäkologische Erkrankungen abklären zu lassen, da unter Umständen angepasste Ernährungsformen wie nach low FODMAP, eine glutenfreie oder histaminarme Ernährung sinnvoller sein können als eine zyklusbasierte. Eine Ernährungsberatung ist in diesen Fällen anzuraten, da diese Erkrankungen häufig zu einem Teufelskreis und einer gestörten Darmbarriere führen.

Gesund und schlau essen mit Meal-Prep

Täglich ausgewogene Mahlzeiten zubereiten, gleichzeitig Stressmanagement und Bewegung im Auge behalten und das neben Job, Familie und Freizeit. Wie geht das?

Zeit zum Kochen finden – die Problematik kennen wir sehr gut, und deshalb möchten wir dir Meal-Prep ans Herz legen. Der Begriff kommt vom englischen »Meal Preparation«, also »Mahlzeiten-Vorbereitung«. Damit gemeint ist das Vorbereiten und Planen von Mahlzeiten im Voraus. Dabei werden Lebensmittel und Gerichte in größeren Mengen zubereitet, sodass du sie später aufwärmen, fertigstellen oder kombinieren kannst.

Meal-Prep kann dich im stressigen Alltag bei der Umsetzung einer ausgewogenen, nährstoffreichen Ernährung unterstützen und dabei abwechslungsreich und sogar raffiniert sein. Wir hoffen, dass unsere Rezeptvorschläge dich inspirieren und einen guten Einstieg in deine zyklusorientierte Ernährung bieten.

Anleitung Meal-Prep:

- **Planung:** Welche Mahlzeiten möchtest du in der nächsten Woche gerne essen? Was hat gerade Saison oder ist im Angebot? In welcher Zyklusphase befindest du dich nächste Woche und welche Lebensmittel solltest du in deinen Speiseplan einbauen?
- **Einkauf:** Kaufe alle Zutaten ein. Eventuell kannst du hier zur größeren Verpackungsgröße greifen oder Dinge verwenden, die kurz vor dem Ablaufdatum stehen. So kannst du Lebensmittelverschwendung vermeiden und zugleich deinen Geldbeutel schonen.
- **Zubereitung:** Koche bzw. bereite alle Mahlzeiten vor. Die fertigen Speisen oder Komponenten werden in separate Behälter abgefüllt. In der Regel werden 3–5 Tage vorbereitet.
- **Lagerung:** Bewahre die Komponenten im Kühlschrank oder Gefrierfach auf. Für Abwechslung kannst du bei der Zusammenstellung der Mahlzeiten die frischen Zutaten variieren.

Utensilien und Tipps

Prüfe vorher, ob du geeignete Gefäße für deine Leckereien hast. Ideal sind stapelbare Glas- oder Edelstahlbehälter. Glas hat den Vorteil, das du es in der Mikrowelle verwenden kannst. Es gibt die Behälter in unterschiedlichen Preiskategorien, manche haben praktische Abtrenner zum Einlegen, Befestigungsmöglichkeiten für Besteck oder kleine separate Dosen für Saucen und Co. Für den Anfang tun es aber auch Einweckgläser und kleine Flaschen für flüssige Komponenten. Von Plastikgefäßen möchten wir dir aufgrund der möglichen Belastung mit endokrinen Disruptoren (Seite 18) abraten.

Wusstest du, dass sich aus der Stärke in Kartoffeln, Nudeln oder Reis durch das Abkühlen nach etwa 12 Stunden resistente Stärke bildet? Diese ist im Darm nicht verdaubar, belastet also nicht den Blutzuckerspiegel, bietet aber eine gute Futterquelle für die Darmmikrobiota. Salate aus Kartoffeln, Nudeln und Co. sind also gut für einen stabilen Blutzuckerspiegel und sehr gesund für deine Darmgesundheit.

Linsen und Bohnen lassen sich gut im Kühlschrank lagern. Wenn du größere Mengen getrockneter Hülsenfrüchte einweichst und kochst, kannst du sowohl Zeit als auch Geld sparen. Auch Nüsse und Saaten kannst du auf Vorrat rösten und in einem luftdichten Glas aufbewahren. Gemüse zum Snacken bleibt länger frisch, wenn du es in ein feuchtes Geschirrtuch einschlägst. Saucen und Dressings solltest du getrennt lagern und erst vor dem Verzehr über das Essen geben. So wird nichts matschig und die Aromen bleiben erhalten.

Frisches Grün kann man ganz wunderbar auf der Fensterbank ziehen. In Keimgläsern, auf Keimsieben oder sogar auf Küchenpapier kannst du jederzeit frische Sprossen und Microgreens wie Alfalfa, Rettich, Radieschen, Kresse usw. anbauen. Sie bereichern Salate, Brote oder Gemüsegerichte und sorgen so täglich für etwas Abwechslung.

Unsere Rezepte

Beim Kreieren unserer Rezepte waren uns drei Punkte besonders wichtig:

1. Die Rezepte sollen lecker schmecken, den Körper in der jeweiligen Zyklusphase optimal mit Nährstoffen versorgen und der Zubereitungsaufwand soll möglichst gering sein. Unser Kochbuch ist ein Begleiter für deinen Alltag und das klappt am besten, wenn du keine zu ausgefallenen Lebensmittel brauchst und nicht lange in der Küche stehst.
2. Unsere Rezepte sind pflanzenbasiert, damit sie so viele Menschen wie möglich genießen können. Isst du tierische Produkte, kannst du diese nach Belieben ergänzen oder Zutaten ersetzen. Beachte dabei, dass du ggf. einen Teil der pflanzlichen Lebensmittel reduzierst.
3. Bei der Zusammenstellung der Lebensmittel haben wir im ersten Schritt die Makronährstoffe berücksichtigt: Neben einer komplexen Kohlenhydratquelle sind gesunde Fette und wichtige Proteine enthalten. Zusätzlich können je nach Zyklusphase bestimmte Lebensmittel besonders vorteilhaft sein, um den Körper optimal mit Vitaminen und Mineralstoffen zu versorgen.

Ein Meal-Prep-Rezept setzt sich aus Frühstück, Mittag und Zwischenmahlzeit zusammen, um den Großteil des Tages abzudecken. Für das Abendessen haben wir eine Vielzahl

Seed Cycling – klappt das wirklich?

In der Follikelphase je 1 EL Leinsamen und Kürbiskerne, in der Lutealphase 1 EL Sesam und Sonnenblumenkerne – und dein Hormonungleichgewicht gehört der Vergangenheit an? Klingt zu schön, um wahr zu sein. Das zyklusangepasste Rotieren von Saaten und Kernen soll durch deren Gehalt an bestimmten Nährstoffen den Hormonhaushalt günstig unterstützen. Fakt ist: Saaten sind reich an Mineralstoffen, Vitaminen, Ballaststoffen und gesunden Fetten, die das Hormongleichgewicht unterstützen. Einige enthalten besonders viel Eisen, während andere eher zinkreich sind. Letztendlich enthalten alle Sorten wichtige Nährstoffe, aber beachte bitte, dass wir Saaten in der Regel nur in sehr kleinen Mengen zu uns nehmen. Daher solltest du dich eher generell auf gesunde Lebensmittel wie Obst, Gemüse, Vollkorngetreide, Nüsse und eben auch Saaten konzentrieren und diese täglich in deine Ernährung einbauen.

Fazit: Seed Cycling basiert auf der Nährstoffzusammensetzung der Saaten und den besonderen Ansprüchen der einzelnen Zyklusphasen und ist somit im Sinne von Zyklus-Food. Solltest du bereits Zyklus-Food-Profi sein, spricht nichts dagegen, die Saaten zu rotieren. Es gibt jedoch Anpassungen in der Ernährung, die größeren Einfluss haben dürften, und wissenschaftliche Evidenz gibt es für Seed Cycling derzeit (noch) nicht.

einzelner herzhafter Rezepte kreiert. So kommen Abwechslung und frisches Kochen nicht zu kurz. Natürlich können diese Rezepte ebenso für mehrere Tage vorbereitet werden.

Hand aufs Herz

Du hast dir viel vorgenommen, das kann zu Beginn in Ratlosigkeit und Stress ausarten. Auch wenn wir uns Mühe gegeben haben, dir mit unserem Buch und den Rezepten so viel Hilfe und Orientierung wie möglich zu geben, möchten wir dir etwas ans Herz legen: Ernährungsumstellung darf lange dauern. Priorisiere zunächst eine ausgewogene, gesunde Ernährung mit viel frischem Obst und Gemüse unabhängig vom Zyklus. Fühlst du dich mit deiner Ernährung dann sicher, kannst du einzelne Anpassungen in Bezug auf deinen Zyklus vornehmen.

Dabei kannst du dich von Mahlzeit zu Mahlzeit vorarbeiten: Wie wäre es, wenn du zunächst schaust, was du gern zum Frühstück isst? Bist du ein Müsli- oder Porridge-Typ? Welche Getreidesorten möchtest du variieren, welche Toppings (Nüsse, Obst, Samen, Schokolade usw.) passen zu deiner Zyklusphase? In der Follikelphase bietet sich ein bunter Beerenmix an, in der Lutealphase vielleicht lieber Schokoladenstückchen – Zartbitter natürlich. Du kannst so nach und nach deine liebsten Basisrezepte an deine Zyklusphasen anpassen.

Wichtig ist, dass du bei der Umstellung dort beginnst, wo es dir leichtfällt. So kannst du nach und nach deine Ernährung umstellen, ohne auf etwas verzichten zu müssen. Denn zyklusbasierte Ernährung soll Spaß machen und guttun, nicht zusätzlich stressen!

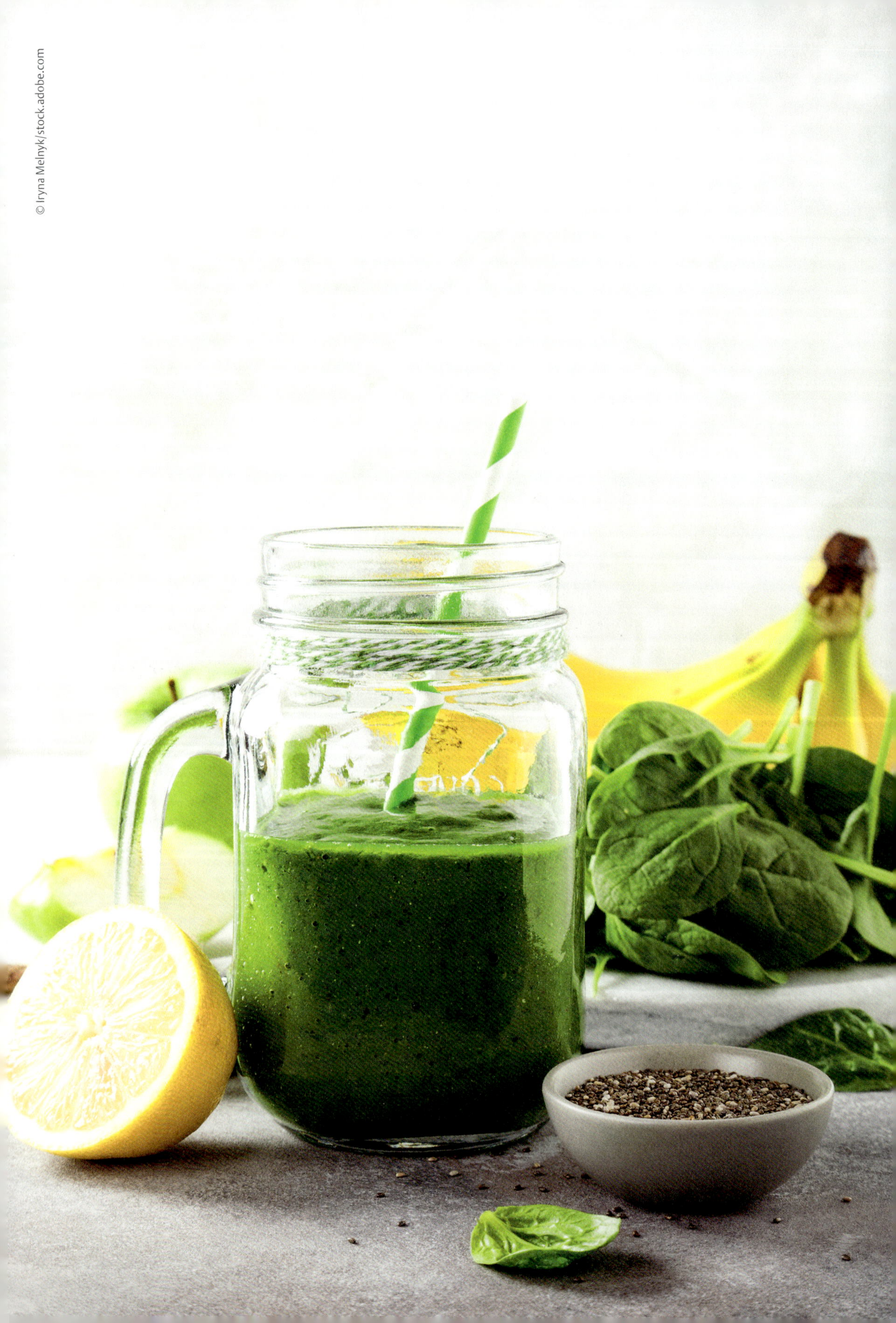

Rezepte

Unsere Rezepte sind nach den Zyklusphasen sortiert. Für jede Phase haben wir 4 Meal-Preps eingeplant (Frühstück, Mittag und Zwischensnack) sowie bunte Einzelrezepte.

« Rezept »Green-Glow-Smoothie« (S. 117)

PERIODE

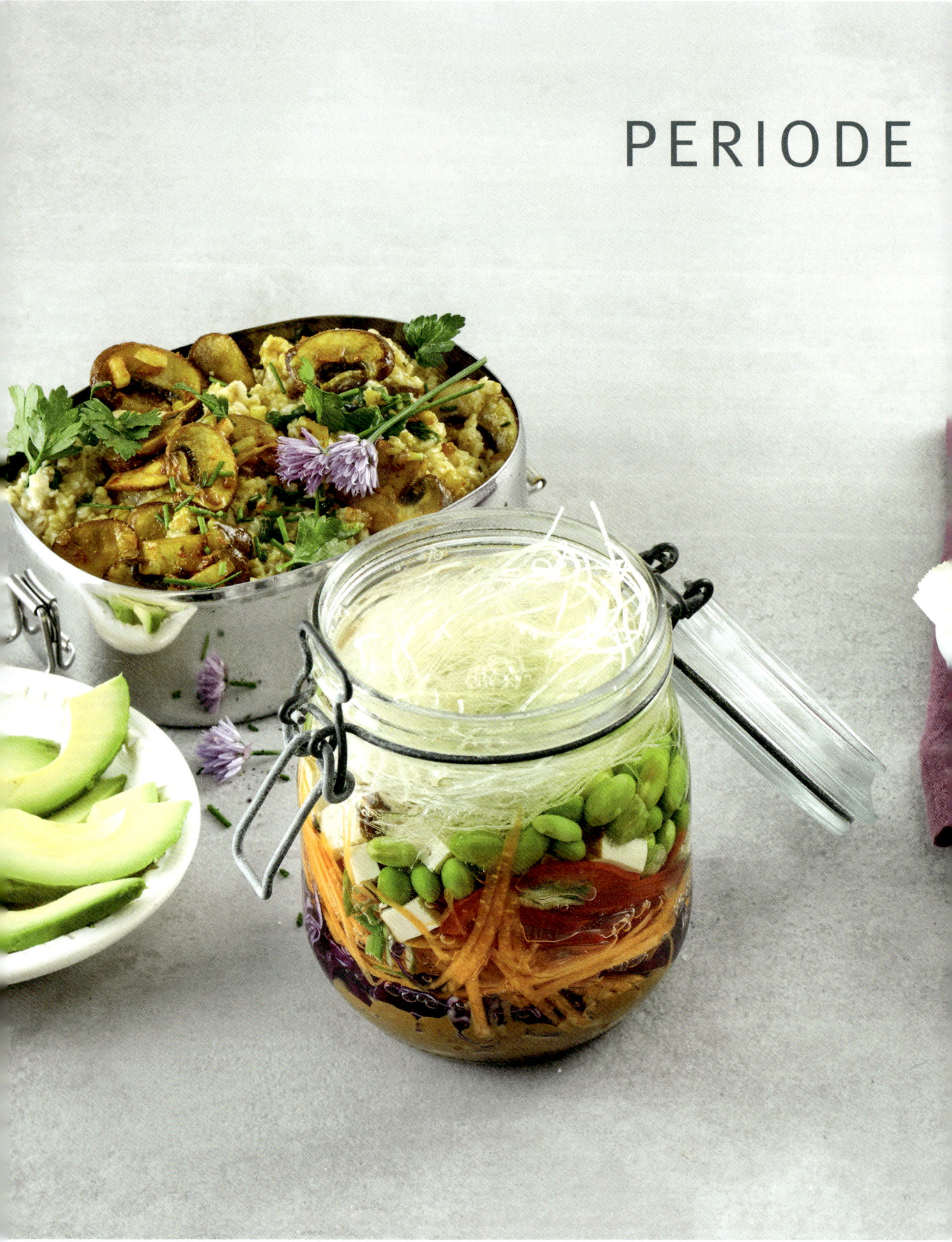

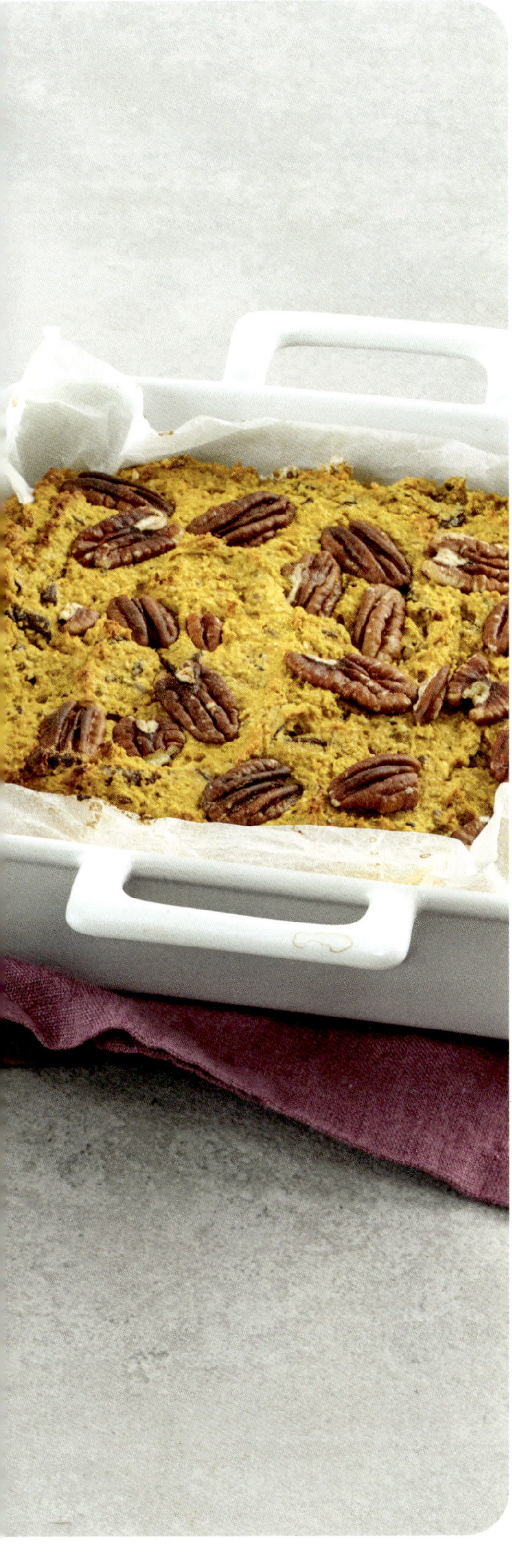

Integriere entzündungshemmende und eisenreiche Lebensmittel in deine Ernährung und achte auf eine gute Versorgung mit Vitamin C, Magnesium und Kalzium. Wärmende Speisen spenden Wohlbefinden, während Ballaststoffe bei menstruationsbedingten Verdauungsbeschwerden unterstützen können. Zudem ist eine ausreichende Flüssigkeitszufuhr essenziell.

« Meal-Prep 1: Herzhafter Porridge, saftige Süßkartoffel-Blondies und Instantnudeln im Glas (Seite 92/93)

Meal-Prep 1

Vorgehen:

1. Süßkartoffel garen, Backofen vorheizen.
2. Süßkartoffel-Blondies zubereiten und backen.
3. Währenddessen Gemüse für Instantnudeln und Porridge vorbereiten.
4. Porridge zubereiten.
5. Instantnudeln zusammenstellen.
6. Blondies schneiden und verpacken.

Herzhafter Porridge

3 Portionen
15 Min.

150 g zarte Haferflocken • 500 ml Gemüsebrühe • 1 kleine Zwiebel • 1 Knoblauchzehe • 150 g Champignons • 2 TL Olivenöl • 2 Handvoll Spinat • ½ TL Kurkuma • ½ TL Paprikapulver edelsüß • 1 Prise Muskatnuss • Salz und Pfeffer • ½ Avocado • 1 EL Hefeflocken (optional) • Saft von ½ Zitrone • 1 EL gehackte Petersilie oder Schnittlauch

- Haferflocken mit der Gemüsebrühe in einem Topf unter ständigem Rühren auf mittlerer Hitze zum Köcheln bringen. 5–7 Min. köcheln lassen. Evtl. etwas mehr Brühe oder Wasser hinzufügen.

- Zwiebel und Knoblauch fein hacken. Champignons in dünne Scheiben schneiden. Olivenöl in einer Pfanne erhitzen. Zwiebel und Knoblauch darin bei mittlerer Hitze 2–3 Min. andünsten. Champignons hinzufügen und ca. 5 Min. anbraten. Spinat dazugeben und unter Rühren in 1–2 Min. zusammenfallen lassen. Mit Kurkuma, Paprikapulver, Muskatnuss, Salz und Pfeffer würzen.

- Das Gemüse unter den Porridge heben, alles in Glasdosen füllen. Avocado am Tag des Verzehrs in Scheiben schneiden und darauflegen. Mit Hefeflocken, Zitronensaft und Kräutern garnieren.

Tipp Zitronensaft sorgt nicht nur für Frische, sondern fördert auch die Eisenaufnahme aus Spinat und Hafer.

Saftige Süßkartoffel-Blondies

12 Stück

15 Min. + 20 Min. Kochzeit + 35 Min. Backzeit

1 große Süßkartoffel • 1 EL Leinsamen • 2 EL Nussmus • 2 EL Ahornsirup • 2 EL Apfelmus • 100 g Hafermehl • 50 g gemahlene Mandeln • 1 TL Backpulver • ½ TL Zimt • 1 Prise Muskatnuss • 50 g Pekan- oder Walnüsse • 50 g Zartbitterschokolade (optional)

- Süßkartoffel schälen, würfeln und 20 Min. dämpfen. Leinsamen mit 2 EL Wasser anrühren und 5 Min. quellen lassen. Süßkartoffel auskühlen lassen, dann mit dem Kartoffelstampfer fein zerdrücken.

- Den Backofen auf 200 Grad (Umluft: 180 Grad) vorheizen und eine Form (ca. 20 × 20 cm) fetten und mit Backpapier auslegen.

- Nussmus, Ahornsirup, Apfelmus und Süßkartoffel vermengen. Hafermehl, Mandeln, Backpulver, Zimt und Muskatnuss mischen. Trockene Zutaten, Leinsamen-Ei und Süßkartoffelmischung verrühren. Die Hälfte der Nüsse sowie die Schokolade grob hacken und unter den Teig heben.

- Teig in die Form geben, restliche Nüsse darauf verteilen und 25–35 Min. backen. Vollständig auskühlen lassen, anschließend in 12 Stücke schneiden.

Tipp Die Blondies halten sich in einem luftdichten Behälter im Kühlschrank bis zu 5 Tage frisch und können auch eingefroren werden.

Instantnudeln im Glas

3 Portionen

20 Min.

200 g Räuchertofu • 2 Frühlingszwiebeln • 100 g TK-Edamame • 1 Paprika • 1 Stück Rotkohl • 1 kleine Möhre • 1 Stück Ingwer (ca. 2 cm) • 3 TL Misopaste • 3 TL Sojasauce • 3 TL Tahin • 3 TL Zitronensaft • Chiliflocken • Pfeffer • 150 g Glasnudeln

- Räuchertofu klein würfeln. Frühlingszwiebeln in feine Ringe schneiden. Edamame auftauen lassen. Paprika und Rotkohl in feine Streifen, Möhre in Stifte schneiden. Ingwer fein reiben.

- Misopaste, Sojasauce, Tahin, Zitronensaft, Ingwer, Chiliflocken und Pfeffer verrühren. In 3 große Gläser (je ca. 500 ml) je ein Drittel der Paste geben. Darauf schichten: Rotkohl, Paprika, Möhre, Edamame, Frühlingszwiebeln und Räuchertofu. Glasnudeln zerteilen, sodass sie ins Glas passen, und als oberste Schicht auflegen.

- Gläser verschließen und bis zur Verwendung im Kühlschrank aufbewahren. Zum Verzehr bis zur Höhe der Nudeln mit kochendem Wasser auffüllen. Mit einer Gabel umrühren, bis sich die Brühenpaste gelöst hat und die Nudeln gar sind (ca. 4 Min.).

Wichtig Achte darauf, dass deine Gläser hitzefest sind. Alternativ zum Aufgießen eine Schüssel oder tiefe Teller verwenden.

Meal-Prep 2

Vorgehen:

1. Ofen vorheizen. Brot- und Brownie-Teig zubereiten, gleichzeitig in den Ofen geben (Brownies 30 Min., Brot 80 Min.).
2. Während Brot und Brownies backen, Tofu-Leberwurst herstellen und abfüllen.
3. Proteinriegel zubereiten.
4. Brownies und Brot auskühlen lassen, dann portionieren.

Schoko-Zucchini-Brownies mit Joghurt

3 Portionen
15 Min. + 30 Min. Backzeit

Für die Brownies: • 150 g Haferflocken • 50 g Dinkelvollkornmehl oder glutenfreies Mehl • 1 TL Backpulver • 30 g Kakao • 50 g Erythrit • 250 ml Pflanzendrink • 20 ml Rapsöl • ⅔ Zucchini • 30 g zuckerfreie Schokodrops oder Zartbitterschokolade (optional) • Für das Topping: • 100 g pflanzlicher Joghurt oder Quark • Beeren der Saison

- Den Backofen auf 200 Grad (Umluft: 180 Grad) vorheizen. Haferflocken im Mixer zu Mehl verarbeiten. Hafermehl, Mehl, Backpulver, Kakao und Erythrit mischen. Pflanzendrink und Rapsöl vermengen. Trockene Zutaten zu den flüssigen geben und zu einem glatten Teig verrühren.

- Zucchini fein raspeln und unter den Teig heben. Optional Schokodrops oder gehackte Schokolade hinzufügen. Den Teig in eine gefettete oder mit Backpapier ausgelegte Form (ca. 20 × 20 cm) füllen und ca. 30 Min. backen.

- Brownies vollständig auskühlen lassen, dann in 3 Portionen teilen. Vor dem Servieren mit Joghurt oder Quark und Beeren anrichten.

Tipp Bei Endometriose Tiermilchjoghurt als Alternative zu pflanzlichem Joghurt nutzen.

Brotzeit mit Tofu-Leberwurst

1 Laib Brot und 1 Glas Tofu-Leberwurst
30 Min. + 10 Min. Quellzeit + 80 Min. Backzeit

1 Rezept Saatenbrot (Seite 107) • 200 g fester Tofu • 1 Zwiebel • 2 Knoblauchzehen • 3 EL Pflanzenöl (z. B. Rapsöl) • 1 TL Paprikapulver edelsüß • je ½ TL Paprikapulver rosenscharf, Majoran, Thymian und gemahlener Kümmel • Salz und Pfeffer • 1 EL Tomatenmark • 2 EL Sojasauce • 1 TL Senf • 1 TL Hefeflocken (optional) • frischer Schnittlauch

- Das Brot nach dem Rezept (Seite 107) zubereiten und backen. Inzwischen Tofu grob zerbröseln. Zwiebel und Knoblauch fein hacken und in 2 EL Öl glasig anschwitzen. Tofu dazugeben und mit Paprikapulver, Majoran, Thymian, Kümmel, Salz und Pfeffer würzen. Anbraten, bis der Tofu leicht Farbe annimmt. Tomatenmark, Sojasauce, Senf und Hefeflocken hinzufügen und 2 Min. braten.

- Die Mischung im Mixer mit 1 EL Pflanzenöl zu einer streichfähigen Masse pürieren. Evtl. etwas Wasser hinzufügen. Tofu-Leberwurst abkühlen lassen und in ein luftdicht verschlossenes Glas geben.

- Brot mit Tofu-Leberwurst bestreichen und mit frischem Schnittlauch garnieren.

Tipp Die Tofu-Leberwurst hält sich luftdicht verschlossen bis zu 5 Tage im Kühlschrank.

Schoko-Karamell-Proteinriegel

6 Riegel
15 Min. + 1 Std. 15 Min. Kühlzeit

60 g veganes Vanille-Proteinpulver • 25 g Hafermehl • 125 g Erdnussmus • 90 ml Pflanzendrink • 1 EL Ahornsirup • 1 Prise Salz • 90 g Zartbitterschokolade (z. B. 70 % Kakao)

- Proteinpulver und Mehl vermengen. Mit 65 g Erdnussmus und Pflanzendrink vermischen. Eine Kastenform (ca. 18 × 10 cm) mit Backpapier auslegen, die Masse darin verteilen und festdrücken. Für 15 Min. in das Gefrierfach stellen.

- Restliches Erdnussmus (60 g), Ahornsirup und Salz verrühren, bis eine cremige Konsistenz entsteht. Auf der Proteinbasis verteilen. Die Form erneut für 1 Std. in das Gefrierfach stellen.

- Die gefrorene Masse aus der Form nehmen und in 6 Riegel schneiden. Schokolade in einem Wasserbad schmelzen und die Riegel damit überziehen oder beträufeln. Im Kühlschrank fest werden lassen.

- Die Riegel in einem luftdichten Behälter im Kühlschrank aufbewahren, so halten sie sich bis zu 4 Tage frisch.

Variante Erdnussmus kann durch Cashew- oder Mandelmus ersetzt werden. Für etwas Crunch gehackte Nüsse oder Kakaonibs auf die Schokoladenschicht streuen.

Meal-Prep 3

Vorgehen:

1. Kartoffeln für Knödel kochen und Keksteig zubereiten.
2. Tofurührei zubereiten.
3. Knödel zubereiten und abkühlen lassen.
4. Portionieren und in Gefäße füllen.

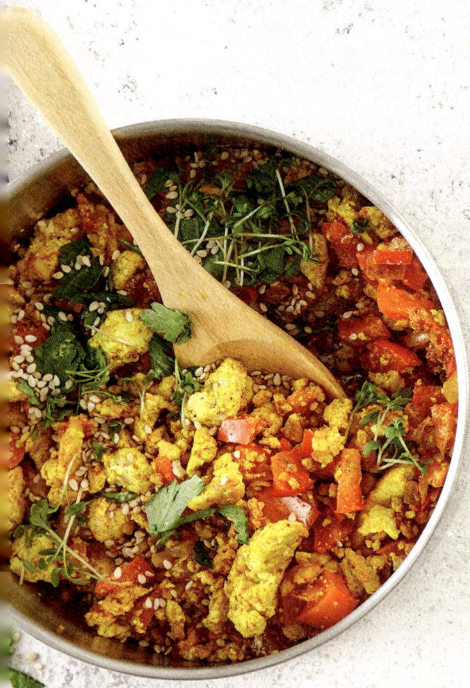

Spinat-Tofurührei

3 Portionen
15 Min.

1 kleine Zwiebel • 1 Knoblauchzehe • 1 rote Paprika • 2 EL Olivenöl • 400 g Tofu (fest) • 1 TL Kurkuma • 1 TL Paprikapulver edelsüß • ½ TL Kreuzkümmel • ½ TL Salz • Pfeffer • 100 g Spinat • 1 EL Hefeflocken • ½ TL Kala Namak • 1 EL gehackte frische Petersilie • 1 Handvoll frische Kresse • 1 EL Sesam • 3 Portionen Vollkornbrot • 1½ Avocados

● Zwiebel und Knoblauch fein hacken. Paprika klein würfeln. Öl in einer Pfanne erhitzen. Zwiebel und Knoblauch darin 2–3 Min. anschwitzen. Tofu in die Pfanne zerbröseln. Alles würzen. Paprika hinzufügen, umrühren und 5–10 Min. anbraten.

● Spinat grob hacken, untermischen und zusammenfallen lassen. Hefeflocken und Kala Namak einrühren. Das Tofurührei mit Kräutern und Sesam toppen. Mit Brot und Avocados servieren.

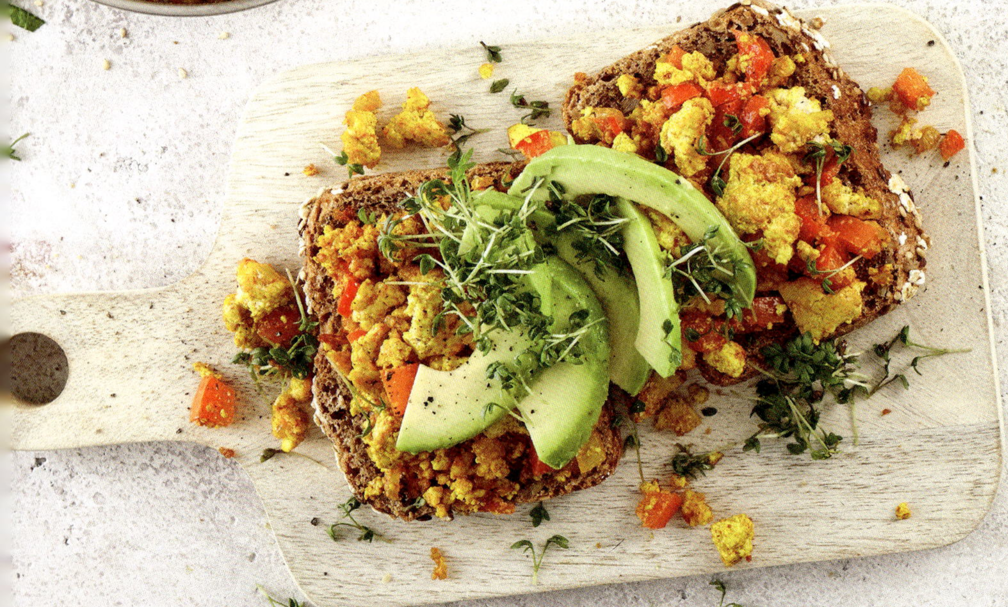

Schoko-Keksteig

3 Portionen
5 Min.

1 Glas Kichererbsen • 2 EL Mandel- oder Haselnussmus • 2 EL Kakao • 2 EL Ahornsirup • 50 ml Pflanzendrink

- Kichererbsen kurz abspülen. Mit Nussmus, Kakao, Ahornsirup und Pflanzendrink in einen Mixer geben. Alles zu einer glatten und cremigen Masse mixen.

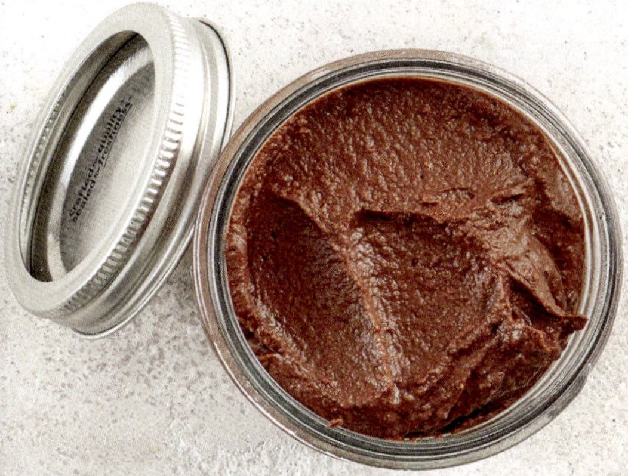

Spinat-/Brennnessel-Knödel

3 Portionen
35 Min. + 10 Min. Kochzeit

100 g Spinat oder Brennnesseln • 500 g mehligkochende Kartoffeln, gekocht • 80 g glutenfreies Mehl (z. B. Buchweizenmehl) • 30 g Kartoffelstärke • ½ TL Muskatnuss • Salz und Pfeffer • 2 EL vegane Butter • 2 EL glutenfreie Semmelbrösel oder gemahlene Mandeln • 1 EL gehackte frische Petersilie

- Spinat oder Brennnesseln blanchieren, kalt abschrecken, ausdrücken und fein hacken. Kartoffeln mit dem Kartoffelstampfer fein zerdrücken.

- Spinat, Mehl, Stärke, Muskatnuss, Salz und Pfeffer mit den Kartoffeln zu einem glatten Teig verkneten. Evtl. mehr Mehl einarbeiten. Mit angefeuchteten Händen 12 Knödel formen. Salzwasser zum Kochen bringen, Hitze reduzieren. Knödel darin ca. 8–10 Min. ziehen lassen, bis sie an die Oberfläche steigen.

- Butter in einer Pfanne schmelzen. Semmelbrösel oder Mandeln unter Rühren goldbraun rösten. Knödel gut abtropfen lassen und darin schwenken. Mit Petersilie bestreut servieren.

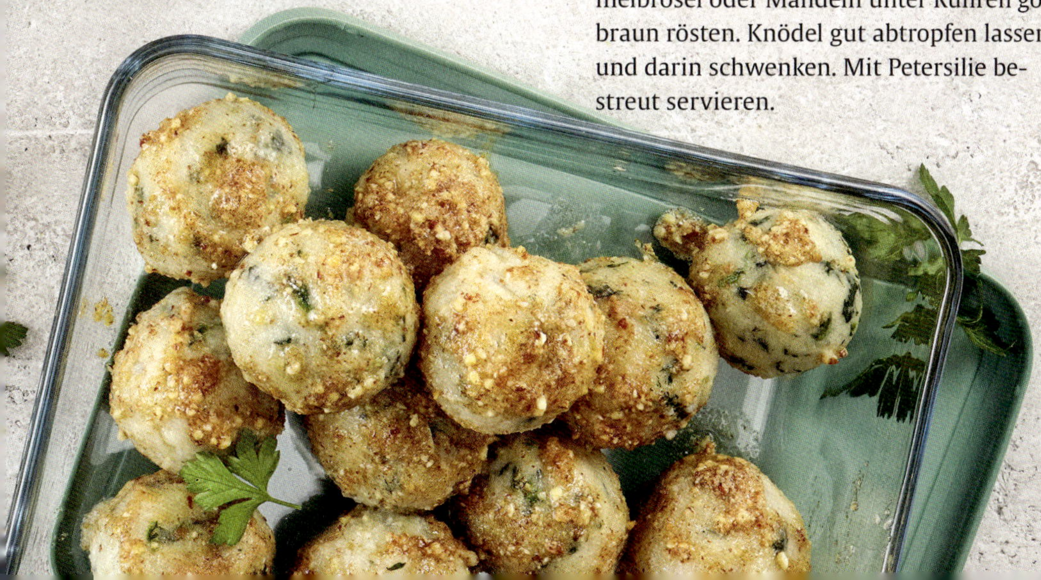

Meal-Prep 4

Vorgehen:

1. Ofen vorheizen, Muffins zubereiten und backen.
2. Schokolade für Haselnuss-Cups schmelzen, die erste Schicht gießen und kalt stellen.
3. Kartoffeln kochen und währenddessen Haselnussfüllung zubereiten, die Cups fertigstellen und kühlen.
4. Kartoffelsalat zubereiten, während die Muffins und Cups abkühlen.

Mediterrane Frühstücksmuffins

9 Muffins
20 Min. + 25 Min. Backzeit

2 EL Leinsamen • je 90 g Kichererbsen- und Vollkornmehl • 1 TL Backpulver • 75 g Oliven • 50 g Zucchini • ½ Paprika • 2 Frühlingszwiebeln • 30 g Walnüsse • 1 EL getrocknete Tomaten • 1 Knoblauchzehe • 3 EL Olivenöl • 180 ml Pflanzendrink (z. B. Hafer- oder Mandeldrink) • 1 EL Apfelessig • 30 g Kürbiskerne • 1 TL getrockneter Oregano oder Thymian • Salz und Pfeffer

- Den Backofen auf 200 Grad (Umluft: 180 Grad) vorheizen und 9 Mulden einer Muffinform mit Papierförmchen auslegen oder einfetten.

- Leinsamen mit 3 EL Wasser mischen, 5 Min. quellen lassen. Mehlsorten und Backpulver vermengen. Oliven hacken, Zucchini raspeln, Paprika würfeln, Frühlingszwiebeln in Ringe schneiden, Walnüsse hacken, getrocknete Tomaten klein schneiden und Knoblauch fein hacken.

- Leinsamen-Ei, Olivenöl, Pflanzendrink und Essig verrühren. Flüssige und trockene Zutaten vermengen. Zucchini, Paprika, Oliven, Walnüsse, Kürbiskerne, Tomaten, Oregano oder Thymian, Knoblauch, Salz und Pfeffer hinzufügen. Alles vermischen und auf die Förmchen verteilen. In 20–25 Min. goldbraun backen. Die Muffins auf einem Gitter abkühlen lassen.

Haselnussbutter-Cups

ca. 9 Stück
⏲ 20 Min. + 30 Min. Kühlzeit

200 g Zartbitterschokolade • 1 EL Kokosöl • 3 EL Haselnussbutter • 1 EL Proteinpulver (optional) • 1 Prise Salz

● Schokolade im Wasserbad schmelzen. Kokosöl einrühren, bis eine homogene Masse entsteht. Haselnussbutter mit Proteinpulver und Salz verrühren, bis die Mischung cremig ist.

● Papierförmchen (für Muffins oder Pralinen) bereitstellen und in jedes Förmchen etwa 1 EL geschmolzene Schokolade geben und durch Schwenken gleichmäßig verteilen. Förmchen für 10 Min. in das Gefrierfach stellen.

● Haselnussfüllung auf die Schokolade geben. Restliche Schokolade noch einmal schmelzen und über die Füllung gießen, sodass sie vollständig bedeckt ist. Cups in mind. 20 Min. im Gefrierfach oder in 30 Min. im Kühlschrank fest werden lassen.

Tipp Im Kühlschrank oder Gefrierfach aufbewahren und vor dem Verzehr 2–3 Min. bei Raumtemperatur ruhen lassen.

Kartoffelsalat mit Sprossen und Räuchertofu

3 Portionen
⏲ 30 Min. + 20 Min. Ziehzeit

600 g festkochende Kartoffeln, gekocht • 200 g Räuchertofu • 1 EL Olivenöl • 3 Gewürzgurken • 1 Apfel • 150 g Sojajoghurt • 1 EL Zitronensaft • 1 EL Apfelessig • 1 EL Senf • Salz und Pfeffer • 100 g Sprossen (z. B. Alfalfa oder Radieschen) • frische Kräuter (z. B. Petersilie, Dill, Schnittlauch) • 3 EL Kürbiskerne

● Kartoffeln in mundgerechte Stücke, Räuchertofu in kleine Würfel schneiden. In einer Pfanne das Olivenöl erhitzen und den Räuchertofu darin bei mittlerer Hitze in 5–7 Min. goldbraun und knusprig anbraten. Abkühlen lassen.

● Gewürzgurken und Apfel klein würfeln. Für das Dressing Sojajoghurt, Zitronensaft, Apfelessig und Senf verrühren. Mit Salz und Pfeffer abschmecken.

● In einer großen Schüssel Kartoffeln, Tofu, Gewürzgurken, Apfel und Sprossen vermengen. Dressing hinzufügen und gut untermischen, dann gehackte Kräuter und Kürbiskerne. Den Salat abschmecken und vor dem Servieren etwa 20 Min. durchziehen lassen.

Linsentaler, Spargel und Sauce hollandaise

2 Portionen
30 Min. + 25 Min. Kochzeit

100 g braune Linsen • 1 EL Leinsamen • ½ Zwiebel • 1 Knoblauchzehe • 1 EL Öl • 40 g Haferflocken • 2 TL Senf • je ½ TL Paprikapulver edelsüß und Kreuzkümmel • Salz und Pfeffer • 400 g grüner oder weißer Spargel • 1 EL vegane Margarine • 1 EL Mehl • 150 ml Pflanzendrink (z. B. Soja) • 1 EL Zitronensaft • ½ TL Kurkuma • 1 Prise Kala Namak (optional) • 200–300 g Kartoffeln, gekocht

- Linsen mit 200 ml Wasser in ca. 20–25 Min. weich kochen. Leinsamen mit 2 EL Wasser anrühren und 5 Min. quellen lassen. Zwiebel und Knoblauch fein hacken und in etwas Öl glasig anbraten. Mit Linsen, Haferflocken, Leinsamen-Ei, 1 TL Senf, Paprikapulver, Kreuzkümmel, Salz und Pfeffer vermengen. Mit den Händen Taler formen.

- Spargel in gesalzenem Wasser in ca. 8–10 Min. bissfest garen. Inzwischen Linsentaler in Öl auf jeder Seite in ca. 4–5 Min. goldbraun anbraten.

- Margarine schmelzen. Mehl unter ständigem Rühren goldbraun anschwitzen. Nach und nach Pflanzendrink einrühren. Zitronensaft, 1 TL Senf, Kurkuma, Salz, Pfeffer und Kala Namak hinzufügen. Die Sauce unter Rühren kurz aufkochen lassen. Kartoffeln, Spargel und Linsentaler auf Tellern anrichten und mit der Sauce übergießen.

Chilli sin Carne mit Feldsalat und Nachos

2 Portionen
40 Min.

1 Zwiebel • 2 Knoblauchzehen • 2 EL Olivenöl • 1 Möhre • je 1 grüne Paprika und Chili • 1 EL Tomatenmark • 1 Dose Tomatenstücke (400 g) • 1 TL Paprikapulver edelsüß • 1 TL Kreuzkümmel • ½ TL getrockneter Oregano • Salz und Pfeffer • 150 g rote Linsen • je 1 Dose Kidney- und schwarze Bohnen (à 240 g) • 500 ml Gemüsebrühe • 2 Tortilla-Fladen • 1 TL Zitronensaft • 2 EL Sojajoghurt (optional) • Jalapeñoringe • 100 g Feldsalat

- Backofen auf 200 Grad (Umluft: 180 Grad) vorheizen. Zwiebel und Knoblauch fein hacken und in 1 EL Olivenöl glasig anschwitzen. Möhre und Paprika würfeln, Chili fein hacken, dazugeben und 5 Min. anbraten. Tomatenmark kurz anrösten. Tomatenstücke und Gewürze unterrühren. Linsen und Bohnen hinzufügen und mit Gemüsebrühe ablöschen.

- Das Chili 20–25 Min. köcheln lassen. Zwischendurch umrühren und evtl. etwas Wasser hinzufügen. Inzwischen Tortillas in Dreiecke schneiden, auf ein Backblech geben und im Ofen 5–10 Min. backen. Für den Salat restliches Öl (1 EL), Zitronensaft, Salz und Pfeffer vermengen.

- Chili in Schalen füllen, mit Sojajoghurt und Jalapeñoringen garnieren. Feldsalat mit Dressing und Nachos dazu reichen.

Chilli sin Carne mit Feldsalat und Nachos

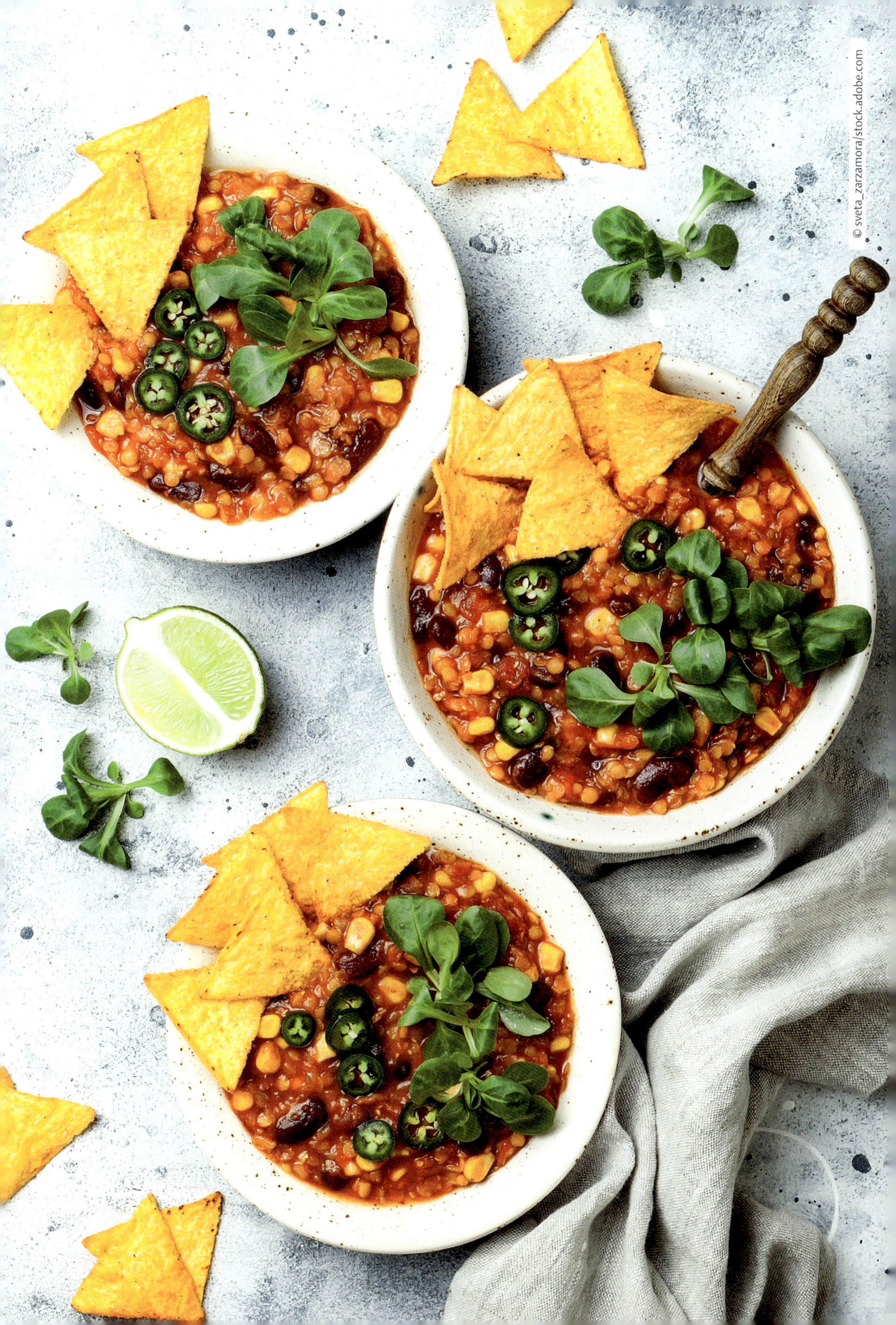

Kohlrouladen mit Paprikasauce

2 Portionen
40 Min.

Für die Kohlrouladen: • 100 g Buchweizen • 100 g Tofu • ½ Zwiebel • 1 Knoblauchzehe • 1 EL Olivenöl • 1 EL Sojasauce • 1 TL Paprikapulver edelsüß • Salz und Pfeffer • 4 große Kohlblätter (z. B. Weißkohl oder Wirsing) • Für die Paprikasauce: • 1 Paprika • ½ Zwiebel • 1 Knoblauchzehe • 1 EL Olivenöl • 200 ml passierte Tomaten • 100 ml Gemüsebrühe • 1 TL Paprikapulver edelsüß • Salz und Pfeffer • 1 TL Ahornsirup oder Agavendicksaft (optional)

- Buchweizen nach Packungsanleitung garen. Tofu fein würfeln. Zwiebel und Knoblauch hacken und in Olivenöl anschwitzen. Tofu dazugeben und anbraten. Buchweizen, Sojasauce, Paprikapulver, Salz und Pfeffer dazugeben, kurz abkühlen lassen.

- Kohlblätter 3–5 Min. blanchieren und abtropfen lassen. Je 1–2 EL Buchweizen-Mischung in die Mitte eines Kohlblatts geben. Seiten einklappen und das Blatt aufrollen. Mit Zahnstochern oder Küchengarn fixieren. In Olivenöl von allen Seiten goldbraun anbraten.

- Für die Sauce Paprika würfeln, Zwiebel und Knoblauch fein hacken. In einer Pfanne Olivenöl erhitzen, Zwiebel und Knoblauch darin anschwitzen. Paprika 5 Min. mitbraten. Passierte Tomaten, Gemüsebrühe, Paprikapulver, Salz und Pfeffer dazugeben. Alles 10–15 Min. köcheln lassen. Optional süßen. Mit den Rouladen servieren.

Proteinpasta-Auflauf mit Grünkohlsauce

2 Portionen
30 Min. + 3 Std. Einweichzeit + 20 Min. Backzeit

140 g Cashewkerne • 2 EL Hefeflocken • 1 EL Zitronensaft • 2 Knoblauchzehen • Salz und Pfeffer • 1 Zwiebel • 1 EL Olivenöl • 2 EL vegane Butter • 450 g TK-Grünkohl • 1 TL getrockneter Rosmarin • 1 Schuss Gemüsebrühe • 250 g Proteinpasta (z. B. aus Linsen, Kichererbsen oder Erbsen) • 100 g veganer Reibekäse

- Cashewkerne mind. 3 Std. in Wasser einweichen. Abgießen und mit Hefeflocken, Zitronensaft, 1 gehackten Knoblauchzehe und 100 ml Wasser im Mixer pürieren. Mit Salz und Pfeffer abschmecken.

- Zwiebel und restlichen Knoblauch fein hacken. In einer großen Pfanne in Olivenöl und Butter glasig anschwitzen. Aufgetauten Grünkohl und Rosmarin hinzufügen. Mit Gemüsebrühe ablöschen. Mit Salz und Pfeffer würzen und 5 Min. köcheln lassen. Backofen auf 200 Grad (Umluft: 180 Grad) vorheizen.

- Proteinpasta 5 Min. vorkochen. Abgießen, etwas Nudelwasser aufbewahren. Cashewmasse zum Grünkohl geben und alles gut vermengen. Evtl. etwas Nudelwasser hinzufügen. Pasta in eine große Auflaufform geben. Grünkohlsauce untermischen. Käse darüberstreuen. Auflauf ca. 20 Min. backen, bis der Käse geschmolzen und leicht goldbraun ist.

Sushi-Bowl mit Nori-Alge und würzigem Tofu

2 Portionen

40 Min. + 10 Min. Marinierzeit

150 g Vollkornreis • 1 Nori-Blatt • 4 EL Sojasauce • 1 TL Reisessig • 2 TL Ahornsirup • ½ TL geröstetes Sesamöl • 1 Prise Chiliflocken (optional) • 200 g Tofu • ½ TL geräuchertes Paprikapulver • ½ TL Cayennepfeffer • 1 TL Stärke • Salz und Pfeffer • 1 TL Pflanzenöl • ½ Gurke • 1 Möhre • 1 Avocado • 1 EL Sesam • 1 Frühlingszwiebel

- Reis nach Packungsanleitung garen. Nori-Blatt mit einer Schere in feine Streifen schneiden. 2 EL Sojasauce, Reisessig, 1 TL Ahornsirup, Sesamöl, 1 TL Wasser und Chiliflocken vermischen. Nori-Streifen dazugeben und mind. 10 Min. ziehen lassen.

- Inzwischen Tofu würfeln. Mit restlicher Sojasauce (2 EL), restlichem Ahornsirup (1 TL), Paprikapulver, Cayennepfeffer, Stärke, Salz und Pfeffer vermengen und ca. 10 Min. marinieren. Öl in einer Pfanne erhitzen und Tofu darin von allen Seiten goldbraun anbraten.

- Gurke würfeln. Möhre in feine Streifen oder mit einem Spiralschneider zu Julienne schneiden. Avocado in dünne Scheiben schneiden.

- Reis auf Schalen verteilen. Tofu, Nori-Alge, Gurke, Möhre und Avocado darauf anrichten. Mit Sesam und fein gehackter Frühlingszwiebel bestreuen.

Bohnen-Kartoffel-Eintopf mit Räuchertofu

2 Portionen

10 Min. + 20 Min. Kochzeit

400 g Kartoffeln • 1 Möhre • 200 g grüne Bohnen • 1 Zwiebel • 1 Knoblauchzehe • 150 g Räuchertofu • 1 EL Olivenöl • 1 Lorbeerblatt • 1 TL Paprikapulver edelsüß • ½ TL Kreuzkümmel • 500 ml Gemüsebrühe • Salz und Pfeffer • ½ Bund frische Petersilie

- Kartoffeln, Möhre und Bohnen in mundgerechte Stücke schneiden. Zwiebel und Knoblauch fein hacken. Räuchertofu würfeln und im Olivenöl anbraten, herausnehmen. Im selben Topf Zwiebel und Knoblauch glasig anschwitzen. Möhre und Kartoffeln 3 Min. mitbraten. Bohnen und Gewürze dazugeben. Gemüsebrühe angießen.

- Die Hitze reduzieren und den Eintopf zugedeckt ca. 20 Min. köcheln lassen. Kurz vor Ende der Garzeit Räuchertofu dazugeben und vorsichtig unterrühren. Das Ganze mit Salz und Pfeffer abschmecken.

- Eintopf auf Schalen verteilen und mit gehackter Petersilie garnieren.

Kokoscurry mit Quinoa

2 Portionen
30 Min.

120 g Quinoa • 1 kleine Zwiebel • 1 Knoblauchzehe • 100 g Grünkohl • 1 TL geriebener Ingwer • 1 EL Olivenöl • 1 TL Currypaste (rot oder gelb) • 200 ml Kokosmilch • 150 ml Gemüsebrühe • 200 g Blumenkohlröschen • 150 g Brokkoliröschen • 1 Glas Kichererbsen • 1 TL Kurkuma • Salz und Pfeffer • 2 EL gehackte/r Petersilie oder Koriander • 2 Limettenviertel

- Quinoa nach Packungsanleitung garen. Zwiebel und Knoblauch fein hacken. Grünkohl in mundgerechte Stücke zupfen.

- Zwiebel, Knoblauch und Ingwer im Öl glasig anbraten. Currypaste hinzufügen und kurz mit anrösten. Kokosmilch und Gemüsebrühe dazugießen, gut verrühren. Blumenkohl, Brokkoli und Kichererbsen hinzufügen. Mit Kurkuma, Salz und Pfeffer würzen. Das Ganze auf mittlerer Hitze 10–15 Min. köcheln lassen. Grünkohl dazugeben und alles weitere 5 Min. köcheln lassen.

- Quinoa auf Schalen verteilen, das Curry darübergeben. Mit Petersilie oder Koriander bestreuen und mit je einem Limettenviertel servieren.

Gefüllte Paprika mit Amarant und Cranberrys

2 Portionen
20 Min. + 30 Min. Backzeit

4 große Paprika • 150 g Amarant • 300 ml Gemüsebrühe • 1 kleine Zwiebel • 1 Knoblauchzehe • 200 g Tofu • 1 EL Olivenöl • 2 EL Cranberrys • 2 EL Walnüsse • ½ TL getrockneter Thymian • Salz und Pfeffer • 2 Handvoll Spinat • 1 TL gehackte Petersilie

- Paprikadeckel abschneiden und die Kerne sowie weiße Innenwände entfernen. Amarant mit Gemüsebrühe aufkochen, 15 Min. köcheln lassen. Backofen auf 200 Grad (Umluft: 180 Grad) vorheizen.

- Inzwischen Zwiebel und Knoblauch fein hacken. Tofu zerbröseln. Zwiebel und Knoblauch im Öl glasig andünsten. Tofu und Cranberrys hinzufügen und kurz anbraten. Walnüsse hacken und mit Amarant, Thymian, Salz und Pfeffer in die Pfanne geben. Spinat hinzufügen, kurz zusammenfallen lassen und die Füllung mit Petersilie abschmecken.

- Ausgehöhlte Paprika mit der Amarant-Tofu-Mischung füllen und die Deckel wieder aufsetzen. Gefüllte Paprika in einer Auflaufform ca. 30 Min. backen.

» Gefüllte Paprika mit Amarant und Cranberrys

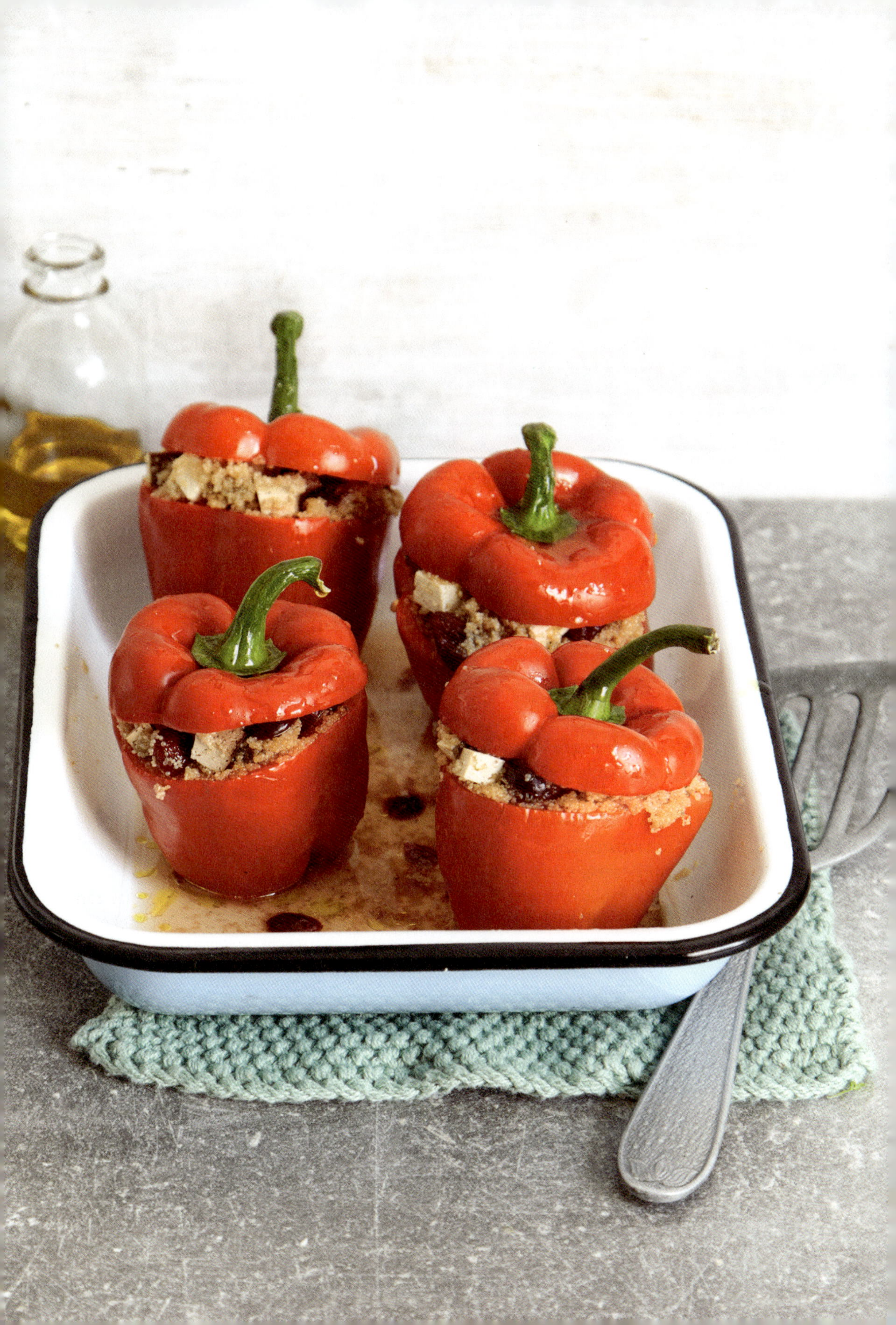

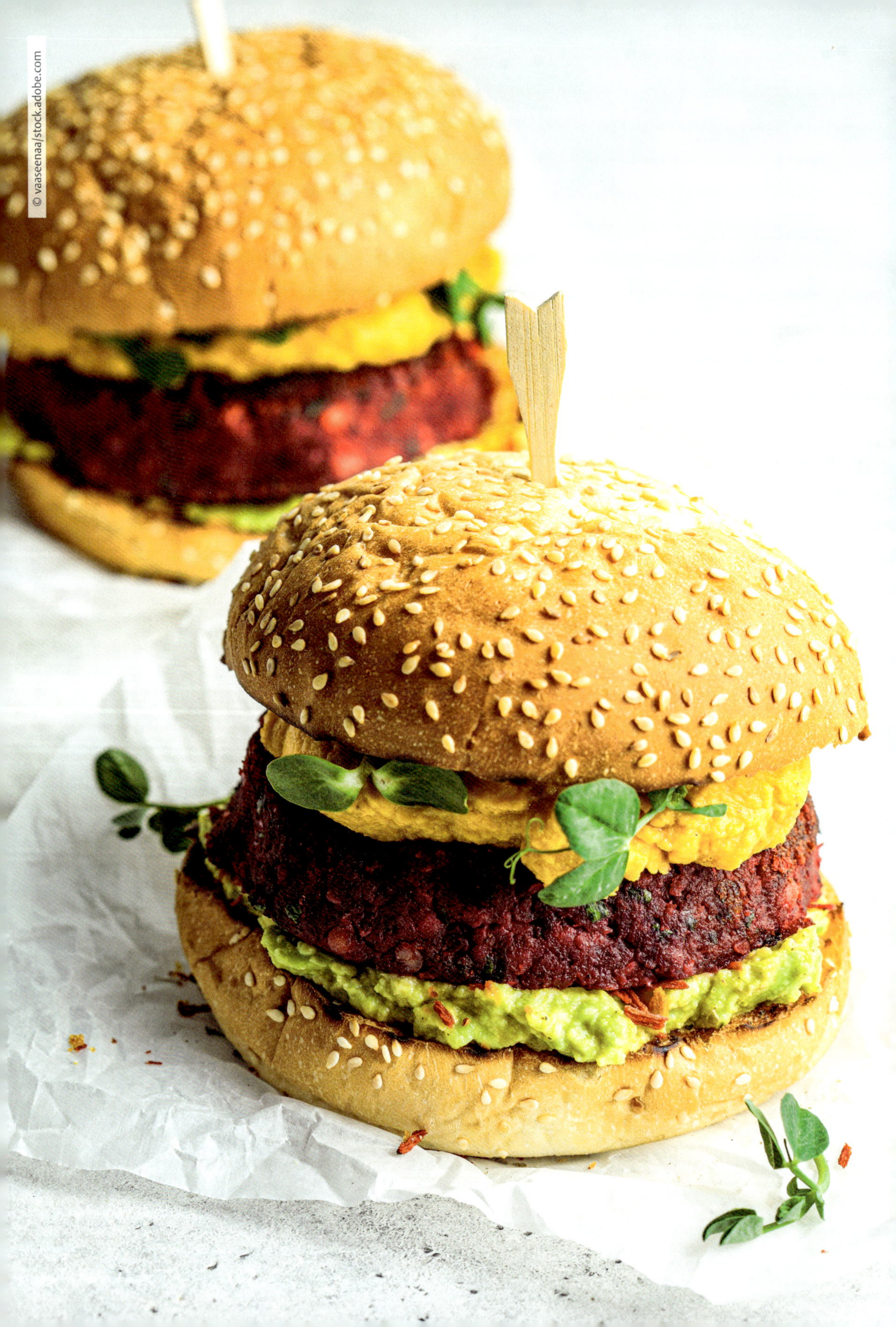

Burger mit Rote-Bete-Patty

4 Burger
⏲ 45 Min.

Für die Pattys: • 2 Rote Beten • 100 g braune Linsen • 1 rote Zwiebel • 1 Knoblauchzehe • 25 g Walnüsse • 25 g Sesam • 30 g zarte Haferflocken • 1 EL Flohsamenschalen • je ½ TL Paprikapulver edelsüß und Majoran • Salz und Pfeffer • Für den Möhrenhummus: • 2 große Möhren • 1 Glas Kichererbsen • 1 EL Tahin • 1 EL Olivenöl • ½ TL Kreuzkümmel • Saft von ½ Zitrone • 1 Knoblauchzehe • Für die Guacamole: • 1 Avocado • Saft von 1 Limette • 1 Knoblauchzehe • Außerdem: • 4 Vollkorn-Burgerbrötchen • 2 Tomaten, in Scheiben

- Rote Beten grob reiben. Linsen in ca. 20 Min. weich kochen. Backofen auf 200 Grad (Umluft: 180 Grad) vorheizen. Zwiebel und Knoblauch fein, Walnüsse grob hacken. Alle Zutaten mit 4 EL Wasser vermischen, 4 Burger-Pattys formen, auf ein mit Backpapier belegtes Blech legen und ca. 20 Min. backen, nach der Hälfte der Zeit wenden.

- Inzwischen Möhren in dünne Scheiben schneiden und ca. 10 Min. dämpfen. Mit restlichen Zutaten im Mixer pürieren. Evtl. etwas Wasser hinzugeben.

- Avocadofruchtfleisch zerdrücken. Limettensaft und gehackten Knoblauch unterheben, mit Salz und Pfeffer abschmecken.

- Brötchen aufschneiden und im Ofen rösten, mit Guacamole, Patty, Möhrenhummus und Tomaten belegen.

« Burger mit Rote-Bete-Patty

Saatenbrot

1 Brot
⏲ 10 Min. + 10 Min. Quellzeit + 80 Min. Backzeit

50 g Haselnüsse • 50 g Walnüsse • 70 g Kürbiskerne • 200 g kernige Haferflocken • 50 g Leinsamen • 50 g geschrotete Leinsamen • 20 g Flohsamenschalen • ½ TL Salz

- Nüsse und Kerne grob hacken. Die Hälfte der Haferflocken im Mixer zu Mehl mahlen. Beides mit restlichen Haferflocken, Leinsamen, Flohsamenschalen und Salz vermengen. 350 ml lauwarmes Wasser hinzufügen und alles zu einem klebrigen Teig verrühren. Evtl. mehr Wasser hinzufügen. Teig ca. 10 Min. quellen lassen.

- Den Backofen auf 200 Grad (Umluft: 180 Grad) vorheizen und ein Backblech mit Backpapier auslegen. Den Teig mit angefeuchteten Händen zu einem Brotlaib formen, glatt streichen und ca. 80 Min. backen.

FOLLIKELPHASE

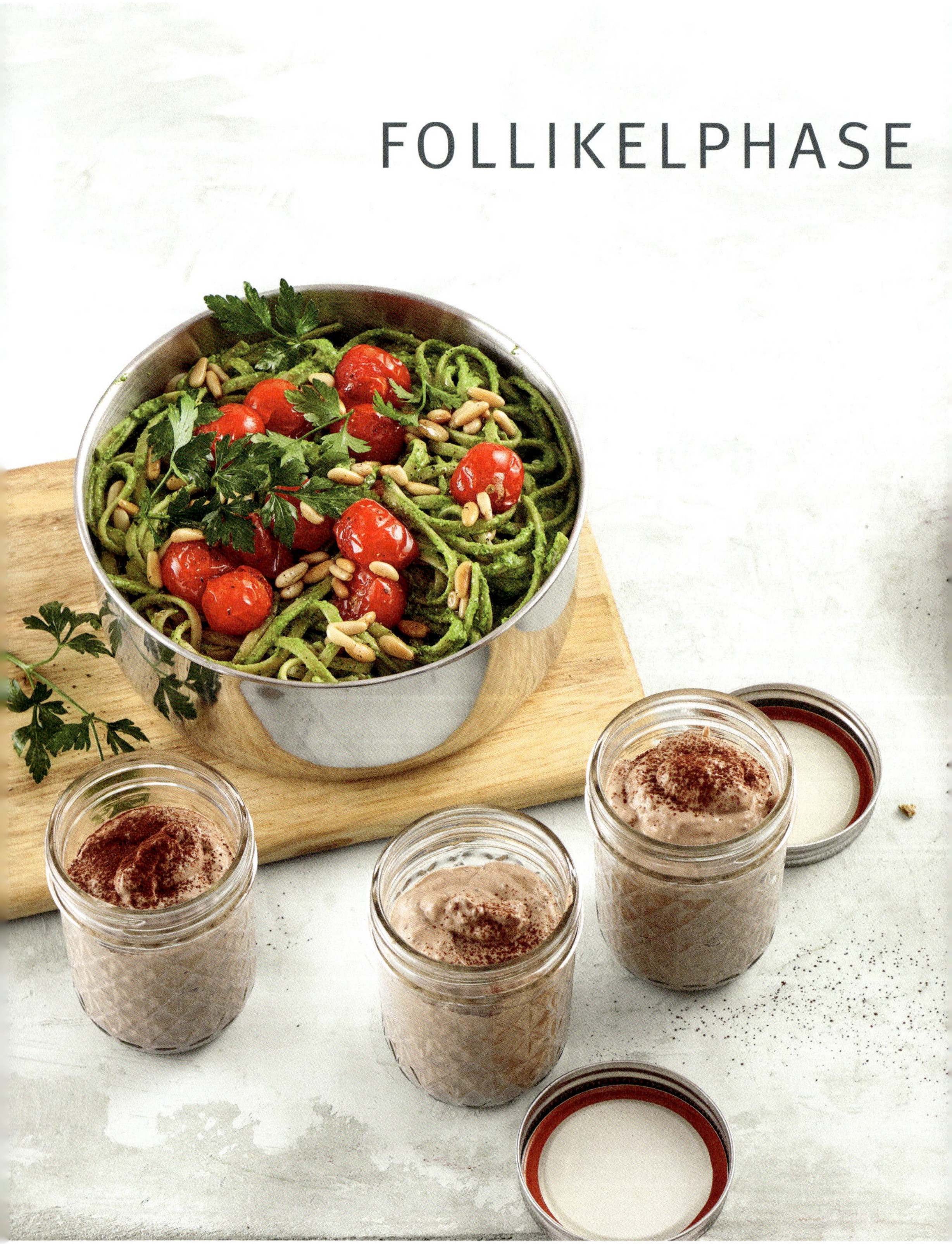

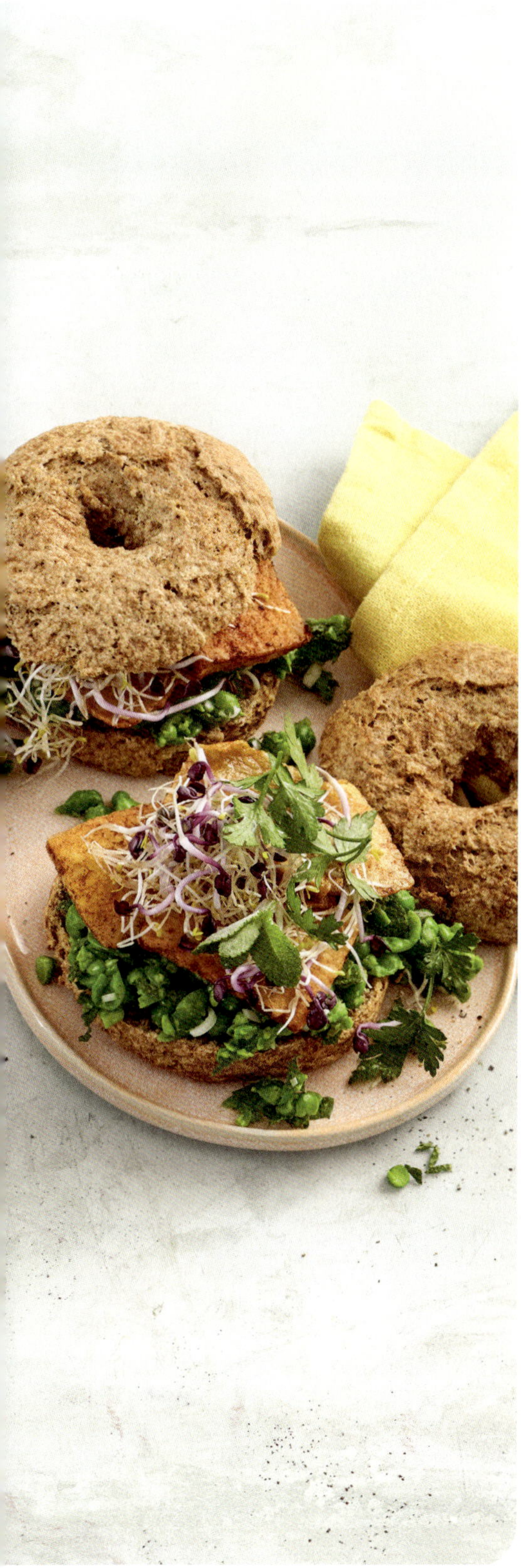

Setze in der Follikelphase auf probiotische Lebensmittel, eiweißreiche Quellen und Phytoöstrogene, um deinen Hormonhaushalt zu unterstützen. Eine gute Versorgung mit Zink, Kalzium, Selen und Jod trägt zur Zellgesundheit und Fruchtbarkeit bei. Ballaststoffe fördern eine stabile Verdauung und halten den Blutzuckerspiegel im Gleichgewicht. Achte zudem auf eine ausreichende Flüssigkeitszufuhr.

« Meal-Prep 1: Smashed-Pea-Bagel mit Tempeh, Vollkornnudeln mit Erbsen-Rucola-Pesto und Tiramisu-Chia-Pudding (Seite 110/111)

Meal-Prep 1

Vorgehen:

1. Ofen vorheizen, Bagel backen.
2. Tiramisu-Chia-Pudding zubereiten und kühlen.
3. Smashed-Pea-Aufstrich und Tempeh zubereiten. Abkühlen lassen.
4. Tomaten im Ofen rösten, Nudeln kochen.
5. Pesto zubereiten und mit Nudeln vermengen.
6. Alles abkühlen lassen, getrennt lagern und am Verzehrtag finalisieren.

Smashed-Pea-Bagel mit Tempeh

3 Portionen
⏲ 20 Min. +25 Min. Backzeit

Für die Bagel: • 250 g Vollkornmehl • 1 TL Backpulver • ½ TL Natron • 1 TL Salz • 250 g Joghurt • 1 EL Pflanzenöl • Für die Smashed Peas: • 200 g TK-Erbsen • 1 Frühlingszwiebel • je 2 EL gehackte Petersilie und Minze • 1 Knoblauchzehe • 1 TL Zitronensaft • Salz und Pfeffer • Für den Tempeh: • 200 g Tempeh • ½ TL geräuchertes Paprikapulver • Salz und Pfeffer • 2 EL Olivenöl • Außerdem: • 3 EL Sprossen • veganer Frischkäse (optional)

● Backofen auf 200 Grad (Umluft: 180 Grad) vorheizen. Mehl, Backpulver, Natron und Salz vermischen. Mit Joghurt und Öl verkneten, zu 6 Kugeln formen und ein Loch in die Mitte machen.

● Einen großen Topf Wasser zum Kochen bringen. Bagels je 1–2 Min. kochen, bis sie nach oben steigen. Mit einem Schaumlöffel herausnehmen, auf ein mit Backpapier belegtes Blech legen und 20–25 Min. backen. Auf einem Gitter abkühlen lassen.

● Erbsen auftauen lassen, mit einer Gabel zerdrücken. Frühlingszwiebel, Petersilie, Minze und Knoblauch fein hacken. Alle Zutaten vermengen, evtl. kurz pürieren.

● Tempeh in feine Streifen schneiden, mit Paprikapulver, Salz und Pfeffer kurz in Öl anrösten. Bagel halbieren, auf untere Hälfte Erbsen geben, darauf Tempeh und Sprossen legen. Obere Hälfte optional mit Frischkäse bestreichen. Beide Hälften zusammenfügen.

Vollkornnudeln mit Erbsen-Rucola-Pesto

3 Portionen
20 Min.

100 g Cherrytomaten • 1 EL Olivenöl • Salz • 300 g Vollkornnudeln • Für das Pesto: • 100 g TK-Erbsen • 2 EL Pinienkerne • 50 g Walnüsse • 125 g Rucola • je ½ Bund Petersilie und Schnittlauch • 3 EL Olivenöl • 1 EL Zitronensaft • Salz und Pfeffer

- Backofen auf 180 Grad (Umluft: 160 Grad) vorheizen. Cherrytomaten mit Olivenöl und Salz in eine Ofenform geben und 15 Min. rösten.

- Inzwischen Nudeln nach Packungsanleitung garen. Erbsen auftauen lassen. Pinienkerne und Walnüsse ca. 5 Min. in einer Pfanne anrösten. Dabei aufpassen, dass sie nicht verbrennen. Einige Pinienkerne zum Garnieren beiseitestellen.

- Rucola, Kräuter, Erbsen, Öl, Zitronensaft, Walnüsse, Pinienkerne, Salz und Pfeffer mit dem Pürierstab zu einem Pesto verarbeiten. Nudeln mit Pesto vermengen. Mit Cherrytomaten und Pinienkernen servieren.

Tipp Nutze Linsennudeln für mehr Protein.

Tiramisu-Chia-Pudding

3 Portionen
10 Min. + 4 Std. Quellzeit

1 Becher Kokosjoghurt • 3 EL Chiasamen • 3 TL Espresso (koffeinfrei bevorzugt), abgekühlt • 1 EL Kakao, plus mehr zum Bestreuen • 1 EL Agavendicksaft

- Kokosjoghurt, Chiasamen, Espresso, Kakao und Agavendicksaft verrühren, bis sich die Zutaten gleichmäßig miteinander verbunden haben.

- Die Mischung auf Gläser oder Schalen verteilen, abdecken und mind. 4 Std. im Kühlschrank quellen lassen, bis eine puddingartige Konsistenz entsteht. Vor dem Servieren mit Kakaopulver bestreuen.

Variante Wenn du keinen Kaffee magst, ersetze den Espresso durch dieselbe Menge Pflanzendrink.

Meal-Prep 2

Vorgehen:

1. Pancakes und Beerensauce zubereiten. Anschließend in der noch heißen Pfanne Walnüsse karamellisieren.
2. Grünkohl-Chips zubereiten.
3. Chia-Joghurt zubereiten.
4. Glasnudelsalat zubereiten.
5. Abgekühlte Pancakes mit Beerensauce, Nüssen und Joghurt portionieren. Grünkohlchips und Glasnudelsalat abkühlen lassen und verpacken.

Pancakes mit Beerensauce und Chia-Joghurt

3 Portionen
⏲ 30 Min.

Für die Pancakes: • 1 große Banane • 180 g Haferflocken • 270 ml Pflanzendrink • 1 EL Pflanzenöl • Für den Chia-Joghurt: • 2 EL Chiasamen • 300 g pflanzlicher Joghurt • Für die Beerensauce: • 300 g Beeren (frisch oder TK) • 1½ TL Speisestärke • Für das Topping: • 30 g Walnüsse • 1 TL Agavendicksaft

- Banane zerdrücken. Haferflocken im Mixer zu Mehl mahlen und mit Pflanzendrink zur Banane geben, gründlich vermengen und 5 Min. quellen lassen. In einer beschichteten Pfanne wenig Öl erhitzen. Den Teig portionsweise hineingeben und zu Pancakes ausbacken (je Seite 2–3 Min.).

- Chiasamen mit dem Joghurt verrühren und mind. 10 Min. quellen lassen. Für die Sauce Beeren mit 3 EL Wasser erhitzen. Stärke mit etwas kaltem Wasser glatt rühren, dann zu den Beeren geben und 2 Min. unter Rühren köcheln lassen. Vom Herd nehmen und kurz abkühlen lassen.

- Für das Topping Walnüsse grob hacken und mit Agavendicksaft in der noch warmen Pfanne bei mittlerer Hitze kurz anrösten. Beiseitestellen und abkühlen lassen.

- Pancakes aufeinanderschichten und mit Chia-Joghurt und Beerensauce anrichten. Mit karamellisierten Walnüssen toppen.

Knusprige Grünkohlchips

3 Portionen
⏲ 15 Min.

3 Stiele Grünkohl • 2 EL Olivenöl • ½ TL geräuchertes Paprikapulver • Salz und Pfeffer

● Grünkohl vom Stiel schneiden und in Stücke teilen, die ungefähr so groß sind wie gewöhnliche Chips. In einer Schüssel Öl und Gewürze mit den Händen in den Grünkohl einmassieren.

● Die Chips entweder in der Heißluftfritteuse ca. 5 Min. bei 150 Grad oder im Ofen ca. 5–10 Min. bei 180 Grad (Umluft: 160 Grad) rösten. Im Auge behalten, da Grünkohl schnell verbrennt. Probiere zwischendurch, ob er schon fertig ist oder noch 1–2 Min. braucht.

Tipp Luftdicht verschlossen bleiben die Chips mehrere Tage knusprig.

Glasnudelsalat mit Erdnuss-Dressing

3 Portionen
⏲ 20 Min.

Für den Salat: • 250 g Glasnudeln • 150 g Rotkohl • 150 g roher Brokkoli • 1 Möhre • ½ Gurke • 50 g Grünkohl • Für den Tofu: • 300 g Tofu • 1 EL Speisestärke • 1 TL geräuchertes Paprikapulver • 1 TL Knoblauchpulver • Salz und Pfeffer • 1 TL Öl • Für das Erdnuss-Dressing: • 3 EL Erdnussbutter • 2 EL Sojasauce • 2 EL Reisessig • 1 EL Ahornsirup oder Agavendicksaft • Saft von 1 Limette • 1 Knoblauchzehe • 1 TL geriebener Ingwer

● Glasnudeln nach Packungsanleitung garen. Rotkohl in feine Streifen schneiden. Brokkoli in sehr kleine Röschen teilen. Möhre in feine Stifte schneiden. Gurke längs vierteln und in dünne Scheiben schneiden. Grünkohl in mundgerechte Stücke zupfen. Gemüse zu den Glasnudeln geben.

● Tofu in ca. 1 cm große Würfel schneiden. Stärke, Paprika- und Knoblauchpulver zugeben, mit Salz und Pfeffer würzen und den Tofu darin schwenken. Öl in einer Pfanne erhitzen und den Tofu darin in ca. 5–7 Min. rundherum knusprig anbraten.

● Zutaten für das Dressing mit 2 EL Wasser glatt verrühren und abschmecken. Dressing über die Glasnudeln und das Gemüse gießen, alles gründlich vermengen und mit dem knusprigen Tofu servieren.

Meal-Prep 3

Vorgehen:

1. Nudelsalat zubereiten.
2. Galette-Teig anrühren und ruhen lassen, Eiersalat zubereiten.
3. Galettes ausbacken, Energyballs zubereiten.
4. Alles verpacken und kühl lagern.

Galette mit No-Eiersalat

3 Portionen
20 Min.

Für die Galettes: • 240 g Buchweizenmehl • ½ TL Salz • 1 EL Pflanzenöl • Für den Eiersalat: • 1 Glas Kichererbsen • 3 Essiggürkchen • 3 EL vegane Mayonnaise • 1 TL Senf • ½ TL Kurkuma (optional) • ½ TL Kala Namak • 1 TL Kapern • 2 EL Gurkenwasser • 2 EL Schnittlauchröllchen • Pfeffer

- Mehl, 480 ml Wasser und Salz glatt verrühren und 10 Min. ruhen lassen. Kichererbsen mit einer Gabel grob zerdrücken. Essiggürkchen klein würfeln und mit restlichen Zutaten dazugeben. Alles gut vermengen und mit Pfeffer abschmecken.

- In einer beschichteten Pfanne Öl erhitzen. Den Buchweizenteig portionsweise hineingeben und zu dünnen Crêpes ausbacken (je Seite 2–3 Min.).

- Galettes kurz vor dem Verzehr mit No-Eiersalat füllen und zusammenklappen oder einrollen.

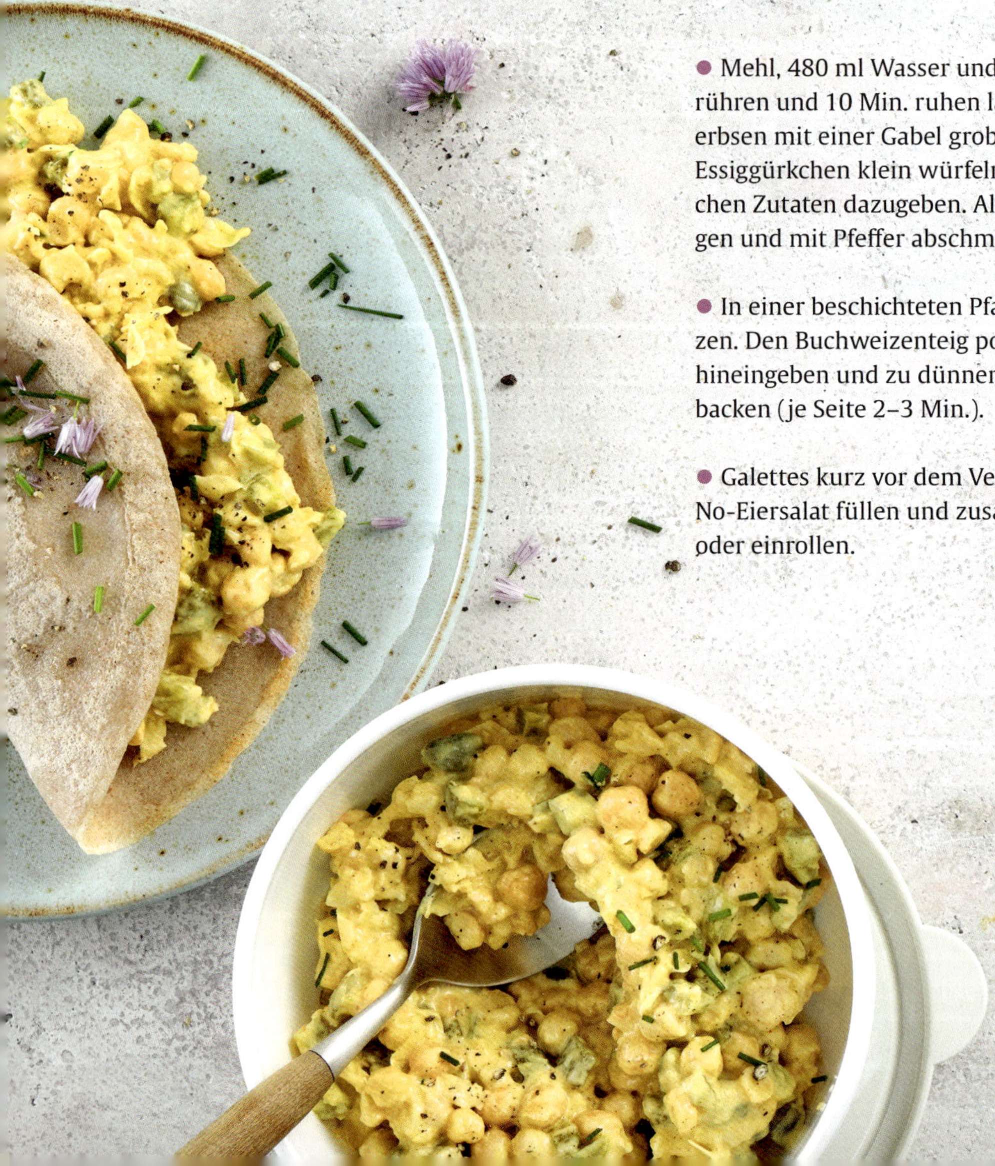

Zitronige Energyballs

20–25 Energyballs
10 Min. + 30 Min. Kühlzeit

50 g Kürbiskerne • 30 g Leinsamen • 30 g Cashewkerne • 200 g weiche Datteln • Abrieb von 1 Bio-Zitrone • Saft von ½ Zitrone • 1 EL Kokosöl • 1 Prise Salz • 2 EL neutrales oder Vanille-Proteinpulver (optional)

- Kerne und Samen im Mixer grob zerkleinern. Datteln ebenfalls pürieren. Zitronenabrieb und -saft, Kokosöl, Salz sowie Proteinpulver hinzufügen.

- Alles im Mixer mischen, bis eine gleichmäßige Masse entsteht. Daraus walnussgroße Kugeln formen. Hände bei Bedarf leicht anfeuchten und evtl. etwas Wasser zur Masse geben.

- Die Energyballs in mind. 30 Min. im Kühlschrank fest werden lassen. Luftdicht verschlossen im Kühlschrank aufbewahren.

Protein-Nudelsalat

3 Portionen
30 Min.

250 g Vollkornnudeln • je 1 rote und gelbe Paprika • 1 kleine Gurke • 1 Möhre • 400 g Seidentofu • Saft von ½ Zitrone • 2 TL Dijon-Senf • 2 EL Olivenöl • 1 EL Apfelessig • 1 TL Ahornsirup • 1 Knoblauchzehe • Salz und Pfeffer • ½ TL Oregano • 1 Handvoll Basilikum • ½ Bund Petersilie • 100 g Rucola • 3 EL Kürbiskerne • 1 EL Pinienkerne • 2 EL Sesam

- Nudeln nach Packungsanleitung garen. Kalt abschrecken und abtropfen lassen. Paprika und Gurke in Stücke schneiden. Möhre fein hobeln.

- Tofu, Zitronensaft, Senf, Öl, Essig, Ahornsirup, Knoblauch, Salz, Pfeffer und Kräuter glatt pürieren. Nudeln und Gemüse vermengen. Mit Dressing vermischen. Rucola vorsichtig unterheben.

- Kerne und Sesam in einer Pfanne ohne Fett anrösten und den Salat vor dem Servieren damit bestreuen.

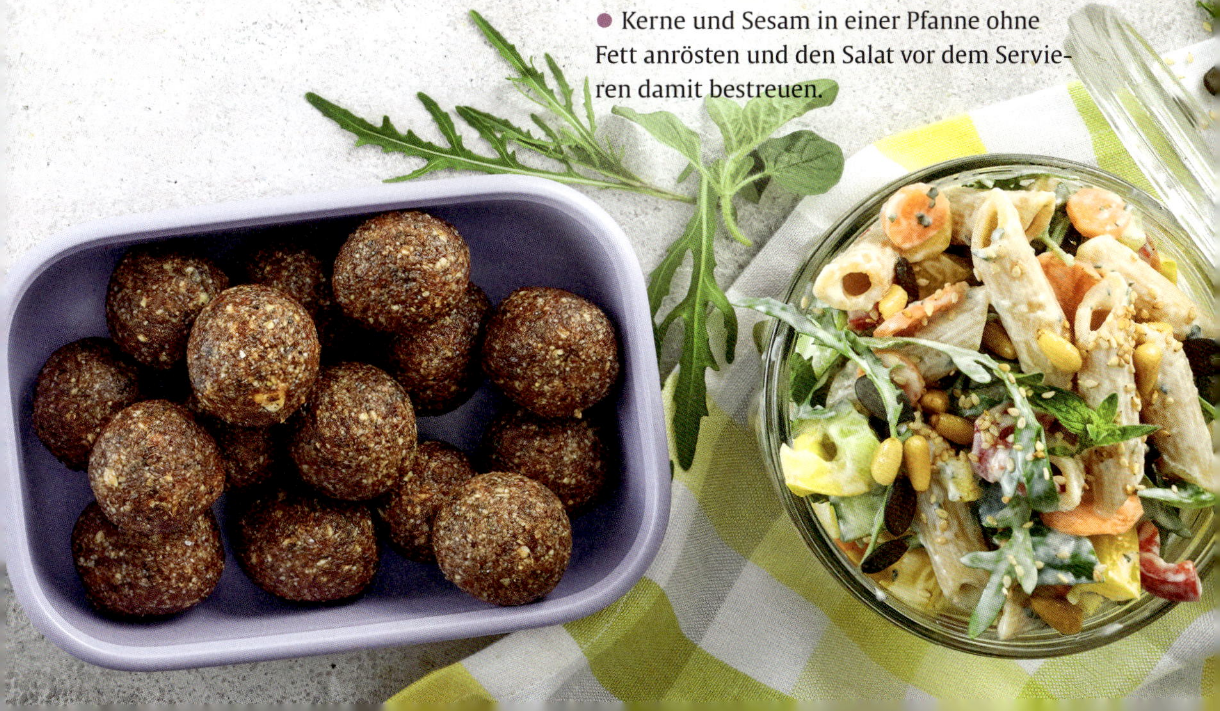

Meal-Prep 4

Vorgehen:

1. Brötchen backen. Währenddessen das Ratatouille zubereiten.
2. Zutaten für den Smoothie auf 3 Dosen verteilen und kühl stellen.
3. Haferkuchenteig zubereiten und in die Form füllen. Sobald die Brötchen fertig sind, den Kuchen in den Ofen schieben.
4. Alles abkühlen lassen und in Portionen verpacken. Am Tag des Verzehrs den Smoothie frisch mixen und den Kuchen mit Joghurt und Kokosflocken toppen.

Kokos-Hafer-Kuchen

3 Portionen
10 Min. + 25 Min. Backzeit

Für den Teig: • 150 g Haferflocken • 60 g gemahlene Mandeln • 30 g Kokosflocken • 1 TL Backpulver • 50 g Proteinpulver (optional) • 1 Prise Salz • 100 ml Pflanzendrink • 100 g Apfelmus • Für das Topping: • 200 g Kokosjoghurt • 30 g Kokosflocken

• Backofen auf 200 Grad (Umluft: 180 Grad) vorheizen und eine Auflaufform leicht einfetten oder mit Backpapier auslegen. Haferflocken mit Mandeln, Kokosflocken, Backpulver, Proteinpulver und Salz vermengen.

• Pflanzendrink und Apfelmus zu den trockenen Zutaten geben und gut verrühren, bis eine homogene Masse entsteht. In die Auflaufform geben, glatt streichen und 25 Min. backen, bis die Oberfläche leicht goldbraun ist.

• Kuchen kurz abkühlen lassen, dann in 3 Portionen schneiden. Am Tag des Verzehrs mit Kokosjoghurt und Kokosflocken toppen.

Green-Glow-Smoothie

3 Portionen
⏲ 10 Min.

2 Stangen Sellerie • 1 grüner Apfel • 2 Bananen • 150 g Haferflocken • 150 g pflanzlicher Joghurt • 3 Handvoll Spinat oder frischer Grünkohl • 1 Bio-Zitrone • 3 EL Chia- oder Leinsamen • 3 EL Walnüsse • 3 Datteln • 150 ml Pflanzendrink • 6 EL Proteinpulver (optional)

- Sellerie, Apfel und Bananen in grobe Stücke schneiden. Zitrone schälen und in grobe Stücke schneiden. Pro Portion 50 g Haferflocken, 50 g Joghurt, 1 Handvoll Spinat oder Kohl, je 1 EL Chia- oder Leinsamen und Walnüsse und 1 Dattel zusammen mit Sellerie, Apfel, Banane und Zitrone auf 3 Dosen verteilen.

- Am Tag des Verzehrs Zutaten portionsweise im Mixer mit je 50 ml Pflanzendrink und 100 ml Wasser pürieren. Optional je 2 EL Proteinpulver und evtl. mehr Wasser für die gewünschte Konsistenz hinzugeben. Alles glatt mixen.

Tipp Die Zutaten lassen sich gut einige Tage im Voraus vorbereiten, damit die Zubereitung am Morgen besonders schnell geht. So lange die verschlossenen Dosen im Kühlschrank aufbewahren.

Rezeptbild auf S. 88

Ratatouille mit Quarkbrötchen

3 Portionen
⏲ 30 Min. + 25 Min. Backzeit

Für das Ratatouille: • 1 Zucchini • 1 Aubergine • 150 g große Tomaten • 1 Zwiebel • 2 Knoblauchzehen • 2 EL Olivenöl • 200 g gehackte Tomaten • 1 TL Kräuter der Provence • ½ TL Thymian • Salz und Pfeffer • Basilikumblätter zum Garnieren • Für die Quarkbrötchen: • 200 g pflanzlicher Quark • 200 g Hafermehl • 50 g gemahlene Mandeln • 2 EL neutrales Proteinpulver (optional) • 1 TL Backpulver • 1 TL Apfelessig • ½ TL Salz • 2 EL Sonnenblumenkerne

- Backofen auf 200 Grad (Umluft: 180 Grad) vorheizen. Gemüse in dünne Scheiben schneiden. Zwiebel und Knoblauch fein hacken und im Öl 2–3 Min. anschwitzen. Gehackte Tomaten hinzufügen und unter gelegentlichem Rühren bei schwacher Hitze ca. 10 Min. köcheln lassen. Mit Kräutern der Provence, Thymian, Salz und Pfeffer würzen. In eine Auflaufform (ca. 20 × 30 cm) geben, Gemüsescheiben darauf aneinanderreihen. Ratatouille für ca. 25 Min. in den Ofen geben.

- Inzwischen Quark, Mehl, Mandeln, Proteinpulver, Backpulver, Essig und Salz gut vermengen. Brötchen formen und auf ein mit Backpapier ausgelegtes Backblech legen. Mit Sonnenblumenkernen bestreuen und ca. 20 Min. backen.

- Ratatouille auf Teller verteilen, mit frischen Basilikumblättern garnieren und mit Quarkbrötchen servieren.

Cremiger Tofu-Erbsen-Aufstrich mit Crackern

2 Portionen
25 Min. + 18 Min. Backzeit + 1 Std. Kühlzeit

Für die Cracker:
- 1 EL geschrotete Leinsamen
- 40 g Haferflocken
- 60 g Buchweizenmehl
- ½ TL Salz
- ½ TL Paprikapulver edelsüß
- ¼ TL Knoblauchpulver oder getrocknete Kräuter nach Wahl
- 1 EL Olivenöl
- 1 TL Sesam oder Schwarzkümmel

Für den Aufstrich:
- 200 g TK-Erbsen
- 200 g Seidentofu
- Salz und Pfeffer
- Kerne, Samen und Cranberrys zum Bestreuen (optional)

● Backofen auf 180 Grad (Umluft: 160 Grad) vorheizen. Ein Blech mit Backpapier auslegen. Leinsamen mit 2 EL Wasser vermischen und 5 Min. quellen lassen.

● Haferflocken im Mixer mahlen. Buchweizenmehl, Hafermehl, Salz, Paprika- und Knoblauchpulver oder getrocknete Kräuter vermengen. Leinsamen-Ei und Öl sowie nach und nach 30 ml Wasser hinzufügen, bis ein nicht klebriger Teig entsteht.

● Den Teig zwischen 2 Lagen Backpapier ca. 2–3 mm dünn ausrollen. Oberfläche mit Wasser bepinseln und Sesam oder Schwarzkümmel darüberstreuen. In Rechtecke oder Dreiecke schneiden, auf dem Backblech in 15–18 Min. goldbraun backen.

● Für den Aufstrich Erbsen auftauen und mit Seidentofu im Mixer in 3–4 Min. zu einer glatten Masse pürieren. Mit Salz und Pfeffer abschmecken, in eine Schüssel füllen und vor dem Servieren in mind. 1 Std. im Kühlschrank fest werden lassen.

● Den Aufstrich zusammen mit den Crackern servieren. Nach Belieben mit Kernen, Samen und Cranberrys bestreuen.

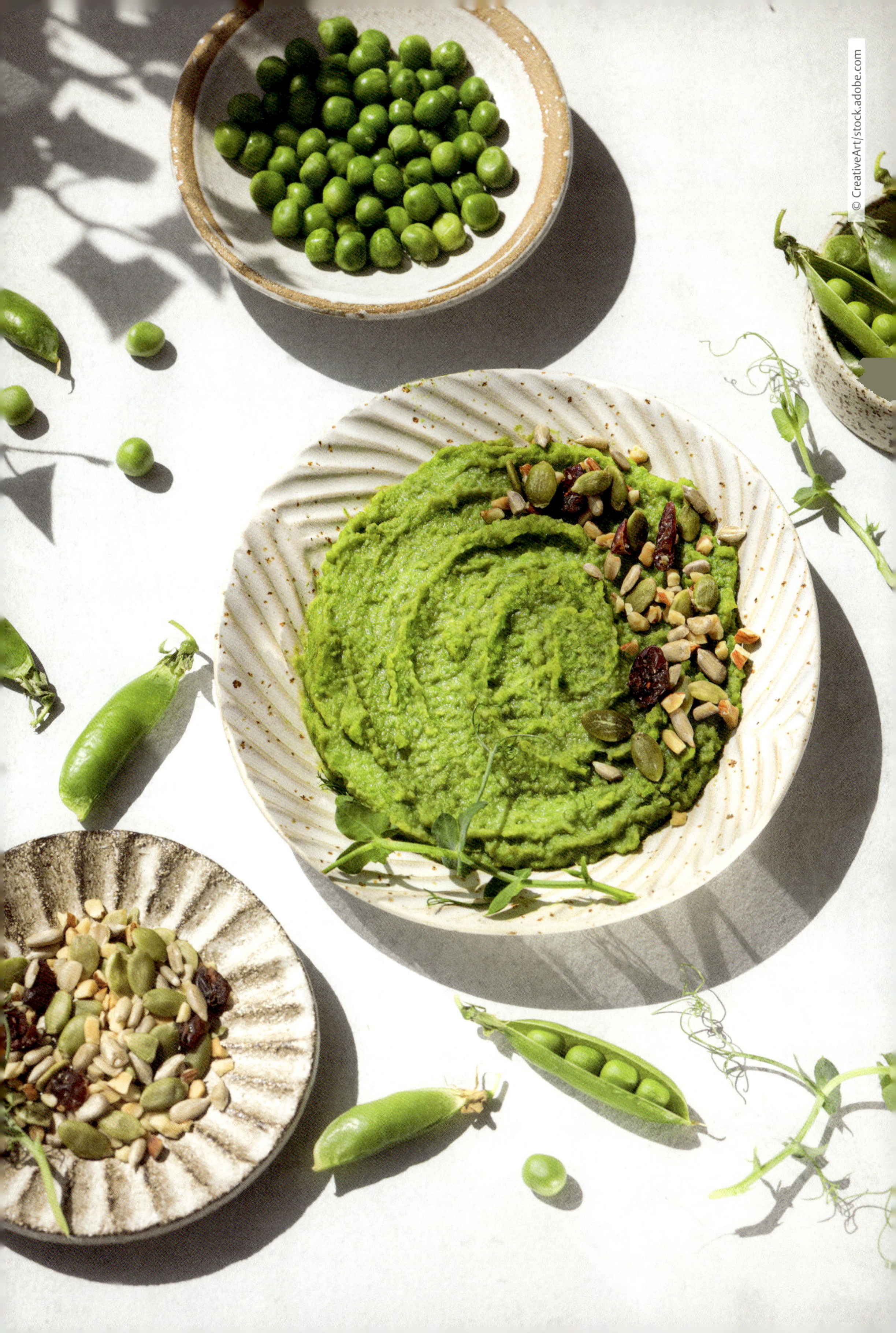

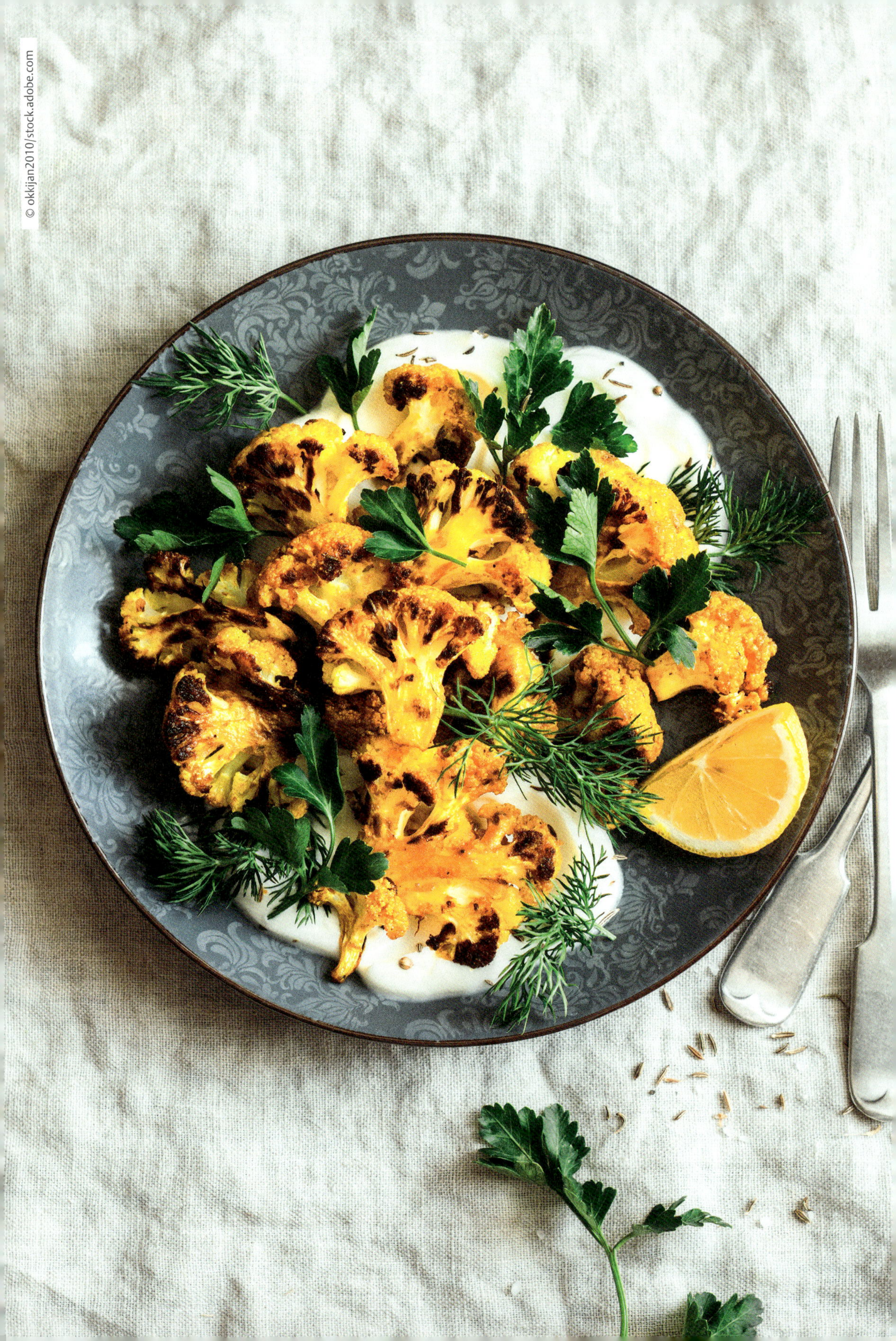

Curry-Blumenkohl auf Joghurtsauce

2 Portionen
10 Min. + 30 Min. Backzeit

Für den Blumenkohl: • 2 Knoblauchzehen • 2 EL Olivenöl • 1 TL Currypulver • Abrieb von ½ Bio-Zitrone • Salz und Pfeffer • 1 großer Blumenkohl • **Für die Sauce:** • 300 g Sojajoghurt • Saft und Abrieb von ½ Bio-Zitrone • Salz • **Zum Servieren:** • 2 EL Petersilie • 2 EL Dill • Zitronenspalten

- Backofen auf 200 Grad (Umluft: 180 Grad) vorheizen. Knoblauch reiben und mit Olivenöl, Currypulver, Zitronenabrieb, Salz und Pfeffer mischen. Blumenkohl in große Röschen teilen und mit der Ölmischung marinieren, auf einem Backblech verteilen und 30 Min. backen.

- Joghurt mit Zitronensaft und -abrieb sowie Salz mischen. Auf einem Teller verteilen, Blumenkohl und frische Kräuter daraufgeben. Mit Zitronenspalten servieren.

Das passt dazu Pellkartoffeln, Kartoffelspalten oder Reis

Schnelle Pasta Primavera

2 Portionen
20 Min.

1 große Zwiebel • 750 ml ungesüßter Erbsendrink (alternativ Sojadrink) • 200 g Vollkornspaghetti • 1 TL Gemüsebrühpulver • Salz und Pfeffer • 200 g grüner Spargel • 200 g TK-Erbsen • 2 EL Mandelsplitter

- Zwiebel in dünne Streifen schneiden. Erbsendrink, Zwiebelstreifen, Spaghetti, Gemüsebrühpulver, Salz und Pfeffer in einem Topf aufkochen. Bei mittlerer Hitze 10 Min. köcheln lassen und gelegentlich umrühren.

- Spargel in 3 cm große Stücke schneiden. Zusammen mit gefrorenen Erbsen in den Topf geben und alles 5 Min. kochen, bis die Nudeln al dente sind und den Erbsendrink zum Großteil aufgenommen haben.

- Mit Salz und Pfeffer abschmecken und mit Mandelsplittern garnieren.

« Curry-Blumenkohl auf Joghurtsauce

Okonomiyaki – pikante Weißkohl-Pfannkuchen

2 Portionen

30 Min.

280 g Weißkohl • 1 Möhre • 2 Frühlingszwiebeln • 300 g Buchweizenmehl • 1 TL Salz • 1 TL Chiliflocken • 1 TL Knoblauchpulver • 3 TL Backpulver • 1 EL Erdnussmus • 1 EL Zitronensaft • 1 TL Sojasauce • 1 TL Agavendicksaft

- Weißkohl in feine Streifen schneiden. Möhre grob raspeln. Frühlingszwiebeln in feine Ringe schneiden. Mehl, Salz, Chiliflocken, Knoblauch- und Backpulver vermengen. Nach und nach 400 ml Wasser hinzufügen und alles zu einem glatten Teig verrühren. Gemüse gut unterheben.

- Eine beschichtete Pfanne erhitzen, je 1 Portion Teig hineingeben und leicht flach drücken, in 3–4 Min. von jeder Seite goldbraun und knusprig anbraten.

- Erdnussmus, Zitronensaft, Sojasauce und Agavendicksaft glatt rühren. Die Weißkohl-Pfannkuchen mit der Erdnusssauce servieren. Nach Belieben mit zusätzlichen Toppings wie frischen Kräutern, Sesam oder Sprossen garnieren.

Tipp Das Rezept eignet sich auch hervorragend für ein herzhaftes Frühstück.

Süßkartoffelkumpir mit Joghurtsauce

2 Portionen

10 Min. + 1 Std. Backzeit

2 große Süßkartoffeln • 70 g TK-Erbsen • ½ Paprika • ¼ Zucchini • 1 Avocado • 200 g pflanzlicher Joghurt • Salz und Pfeffer • ½ TL Knoblauchpulver • 1 Limette • 2 EL Olivenöl • ½ TL geräuchertes Paprikapulver • 50 g Mais (aus dem Glas) • 50 g Kidneybohnen (aus dem Glas) • 2 EL gehackte Petersilie

- Süßkartoffeln mit einer Gabel mehrmals einstechen und auf ein mit Backpapier ausgelegtes Backblech legen. Im Ofen bei 200 Grad (Umluft: 180 Grad) 1 Std. backen.

- Erbsen auftauen lassen. Paprika, Zucchini und Avocado würfeln. Joghurt mit ½ TL Salz, Knoblauchpulver und dem Saft der halben Limette mischen.

- Wenn die Süßkartoffel weich ist, aus dem Ofen nehmen und mittig aufschneiden. Das Innere mit einer Gabel auflockern und mit je 1 EL Olivenöl, nach Belieben Salz, Pfeffer und geräuchertem Paprikapulver würzen. Mit Mais, Kidneybohnen, Erbsen, Avocado, Zucchini und Paprika befüllen.

- Joghurtsauce und Petersilie darüber verteilen. Mit Limettenspalten servieren.

» Süßkartoffelkumpir mit Joghurtsauce

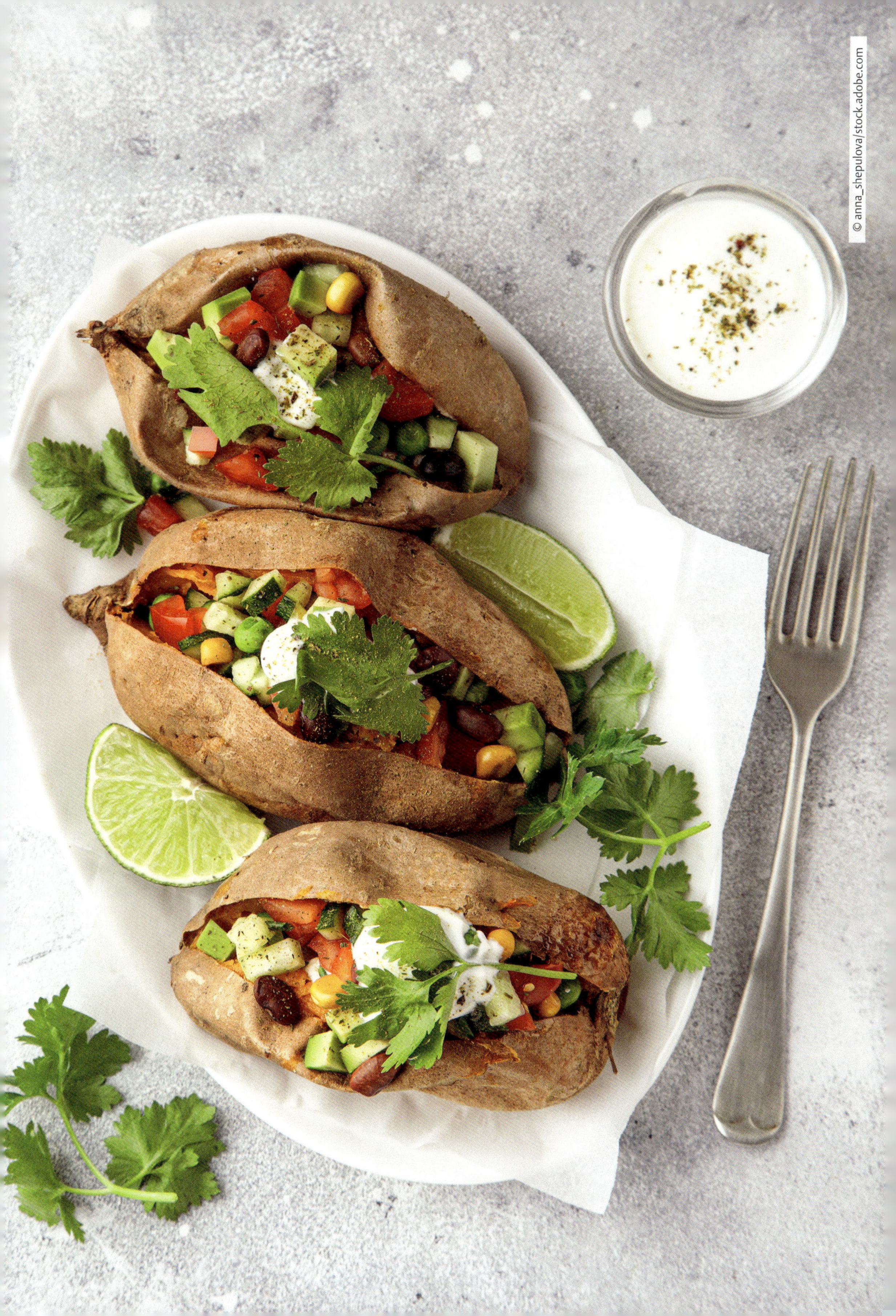

Blumenkohl-Pizza-Margherita

2 Portionen

15 Min. + 35 Min. Backzeit

Für den Boden: • 1 kleiner Blumenkohl (ca. 300 g) • 100 g Buchweizenmehl oder glutenfreies Mehl nach Wahl • 1 EL gemahlene Flohsamenschalen • 1 EL Olivenöl • ½ TL Salz • ½ TL Oregano • Für die Tomatensauce: • 1 Knoblauchzehe • 1 TL Olivenöl • 200 g passierte Tomaten • ½ TL Oregano • ½ TL Basilikum • Salz und Pfeffer • Für den Belag: • 100 g veganer Mozzarella • frische Basilikumblätter • 1 Handvoll Rucola

- Backofen auf 200 Grad (Umluft: 180 Grad) vorheizen. Blumenkohl in kleine Röschen teilen und im Mixer fein zerkleinern. Mit Mehl, Flohsamenschalen, Olivenöl, Salz und Oregano vermengen. Evtl. mehr Mehl hinzufügen. Ein Blech mit Backpapier auslegen, Teig daraufgeben, zu einem runden Boden (ca. 5 mm dünn) formen und ca. 20 Min. vorbacken.

- Für die Sauce Knoblauch fein hacken, im Öl kurz anschwitzen. Restliche Zutaten hinzugeben und bei schwacher Hitze ca. 5 Min. köcheln lassen.

- Pizzaboden mit Sauce bestreichen und Mozzarella darauf verteilen. Weitere 10–15 Min. backen. Pizza aus dem Ofen nehmen und mit frischem Basilikum und Rucola garnieren.

Variante Nach Belieben mit Kirschtomaten oder Paprikastreifen belegen.

Miso-Ramen mit Seidentofu

2 Portionen

30 Min.

1 l Gemüsebrühe • 2 EL Misopaste • 1 Knoblauchzehe • 1 Stück Ingwer (ca. 2 cm) • 1 TL geröstetes Sesamöl • 200 g Pak Choi • 1 große Möhre • 200 g Seidentofu • 150 g Vollkornnudeln (z. B. Ramen) • 1 Frühlingszwiebel • je 1 EL weißer und schwarzer Sesam • einige Blätter Thai-Basilikum (optional) • Limettensaft (optional)

- Gemüsebrühe erhitzen. Misopaste mit etwas heißer Brühe glatt rühren, in den Topf geben und gut verrühren. Knoblauch und Ingwer fein hacken. Beides im Sesamöl anbraten, bis es duftet, und zur Brühe geben.

- Pak-Choi-Blätter abtrennen, die Stiele in mundgerechte Stücke schneiden. Möhre mit einem Sparschäler in dünne Streifen schneiden. Seidentofu würfeln. Nudeln nach Packungsanleitung garen, abgießen und zur Brühe geben. Pak Choi und Möhre ebenfalls hinzugeben und 3–5 Min. ziehen lassen. Seidentofu vorsichtig dazugeben und kurz erwärmen.

- Frühlingszwiebel in feine Ringe schneiden. Ramen in Schüsseln füllen, mit Sesam, Frühlingszwiebel und Thai-Basilikumblättern garnieren. Vor dem Servieren mit 1 Spritzer Limettensaft oder zusätzlichem Sesamöl verfeinern.

Knuspriger Vollkorn-Brotsalat

2 Portionen
⏲ 20 Min.

Für den Brotsalat: • 100 g Brokkoli • ca. 150 g älteres Vollkornbrot • 150 g Räuchertofu • 1 EL Olivenöl • 2 Handvoll Cherrytomaten • ½ Gurke • 1 kleine rote Zwiebel • 2 EL Kürbiskerne • je 1 Handvoll Petersilie und Basilikumblätter • Für das Dressing: • 2 EL Olivenöl • Saft von ½ Zitrone • 1 TL Senf • 1 TL Ahornsirup • Salz und Pfeffer

- Brokkoli in kleine Röschen teilen, in Salzwasser 3–4 Min. blanchieren und kalt abschrecken. Vollkornbrot und Tofu in mundgerechte Würfel schneiden und im Olivenöl in 5 Min. knusprig rösten. Tomaten halbieren und Gurke würfeln. Zwiebel in feine Streifen schneiden. Kürbiskerne in einer Pfanne ohne Fett 2–3 Min. rösten. Kräuter fein hacken.

- Für das Dressing Olivenöl, Zitronensaft, Senf und Ahornsirup gut vermischen. Mit Salz und Pfeffer abschmecken.

- In einer großen Schüssel Brot, Tofu, Brokkoli, Tomaten, Gurke, Zwiebel und die Kräuter vermengen. Das Dressing darübergeben und alles gut durchmischen. Den Salat auf Teller verteilen und mit den gerösteten Kürbiskernen garnieren.

Tipp Der Salat schmeckt am besten, wenn er vor dem Servieren 10 Min. durchziehen kann.

Piyaz – türkischer Weiße-Bohnen-Salat

2 Portionen
⏲ 15 Min. + 10 Min. Ziehzeit

1 Knoblauchzehe • Saft von 1 Zitrone • 2 EL Tahin • ½ EL Apfelessig • 2 EL Olivenöl • Meersalz und Pfeffer • 1 Glas weiße Bohnen (z. B. Cannellini- oder Butterbohnen) • 1 kleine rote Zwiebel • 1 kleines Bund glatte Petersilie • ⅛ TL Chiliflocken

- Knoblauch pressen und zusammen mit Zitronensaft, Tahin, Apfelessig und Olivenöl zu einem cremigen Dressing verrühren. Mit Salz und Pfeffer abschmecken.

- Weiße Bohnen abspülen und abtropfen lassen. Rote Zwiebel halbieren und in feine Scheiben schneiden. Petersilie grob hacken.

- Bohnen, Zwiebel, Petersilie und Chiliflocken in eine große Schüssel geben. Das Dressing darübergießen und alles gut vermengen. Piyaz vor dem Servieren 5–10 Min. ziehen lassen, damit sich die Aromen entfalten.

Tipp perfekt als leichte Hauptspeise oder als Beilage zu gegrilltem Gemüse

Salat mit essbaren Blüten und Avocado

2 Portionen
10 Min.

1 Avocado • 2 Tomaten • 2 EL Pinienkerne • 1 TL körniger Senf • 1 TL Olivenöl • 1 TL Zitronensaft • Salz und Pfeffer • 2 Handvoll bunte Blattsalate (z. B. Babyspinat, Rucola, roter Mangold) • essbare Blüten (z. B. Stiefmütterchen oder Kapuzinerkresse)

- Avocadofruchtfleisch in dünne Scheiben, Tomaten in Spalten schneiden. Pinienkerne in einer Pfanne ohne Öl kurz anrösten, bis sie leicht gebräunt sind und duften.

- Für das Dressing Senf, Olivenöl, Zitronensaft, Salz und Pfeffer gut vermengen.

- Blattsalate auf Tellern anrichten. Tomatenspalten und Avocadoscheiben darauf verteilen. Das Dressing darüberträufeln. Pinienkerne und essbare Blüten auf dem Salat verteilen.

Das passt dazu gebratene Tempeh-Würfel oder marinierter Tofu als proteinreiche Ergänzung, Vollkornbrot für komplexe Kohlenhydrate

Tipp Der Salat kann mit 1 EL Hefeflocken oder Hanfsamen bestreut werden, um den Nährstoffgehalt zu erhöhen.

» Foto siehe Cover

Zucchini-Waffeln mit Dill-Joghurt-Dip

ca. 6 Waffeln
25 Min.

Für die Waffeln: • 2 EL Flohsamenschalen • 1 große Zucchini (ca. 600 g) • 100 g Frühlingszwiebeln • 1 Knoblauchzehe • 180 g Vollkornmehl • Salz und Pfeffer • 50 ml Pflanzenöl • Für den Dill-Joghurt-Dip: • 2 EL gehackter Dill, plus mehr zum Bestreuen • Saft von ½ Zitrone • Salz und Pfeffer • 300 g pflanzlicher Joghurt

- Flohsamenschalen mit 6 EL Wasser vermischen und ca. 5 Min. quellen lassen. Zucchini grob raspeln. Frühlingszwiebeln schneiden. Knoblauch pressen.

- Mehl mit Salz und Pfeffer vermengen. Gemüse und Öl untermischen, Flohsamen-Gel hinzugeben und alles gut vermengen. Ein Waffeleisen einfetten und aus dem Teig ca. 6 Waffeln backen.

- Inzwischen Dill mit Zitronensaft, Salz und Pfeffer unter den Joghurt mischen. Waffeln zusammen mit dem Dip servieren und mit frischem Dill bestreuen.

Tipp Wenn du kein Waffeleisen hast, kannst du den Teig auch mit etwas Öl in einer Pfanne zu Pfannkuchen ausbacken.

» Zucchini-Waffeln mit Dill-Joghurt-Dip

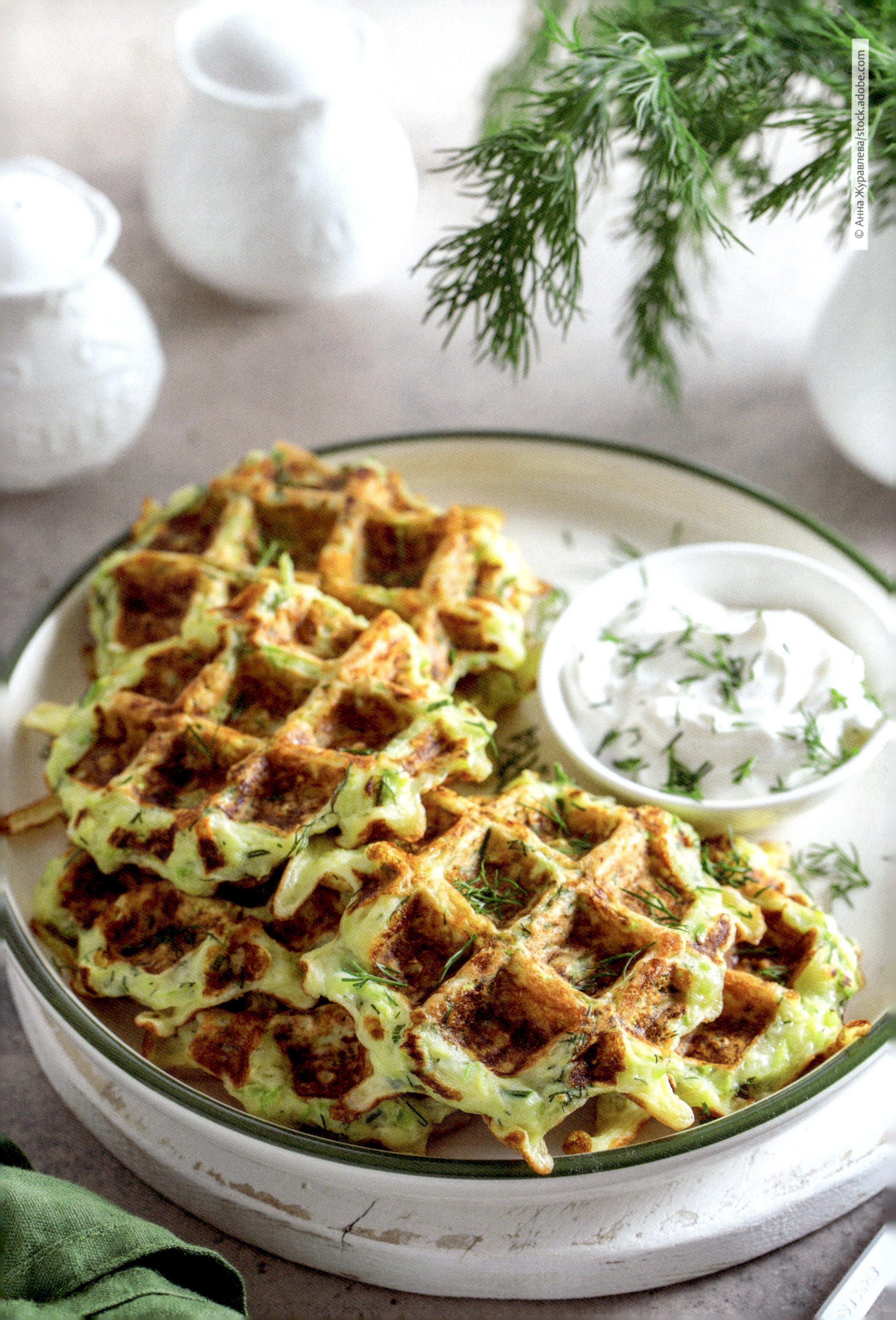

LUTEALPHASE

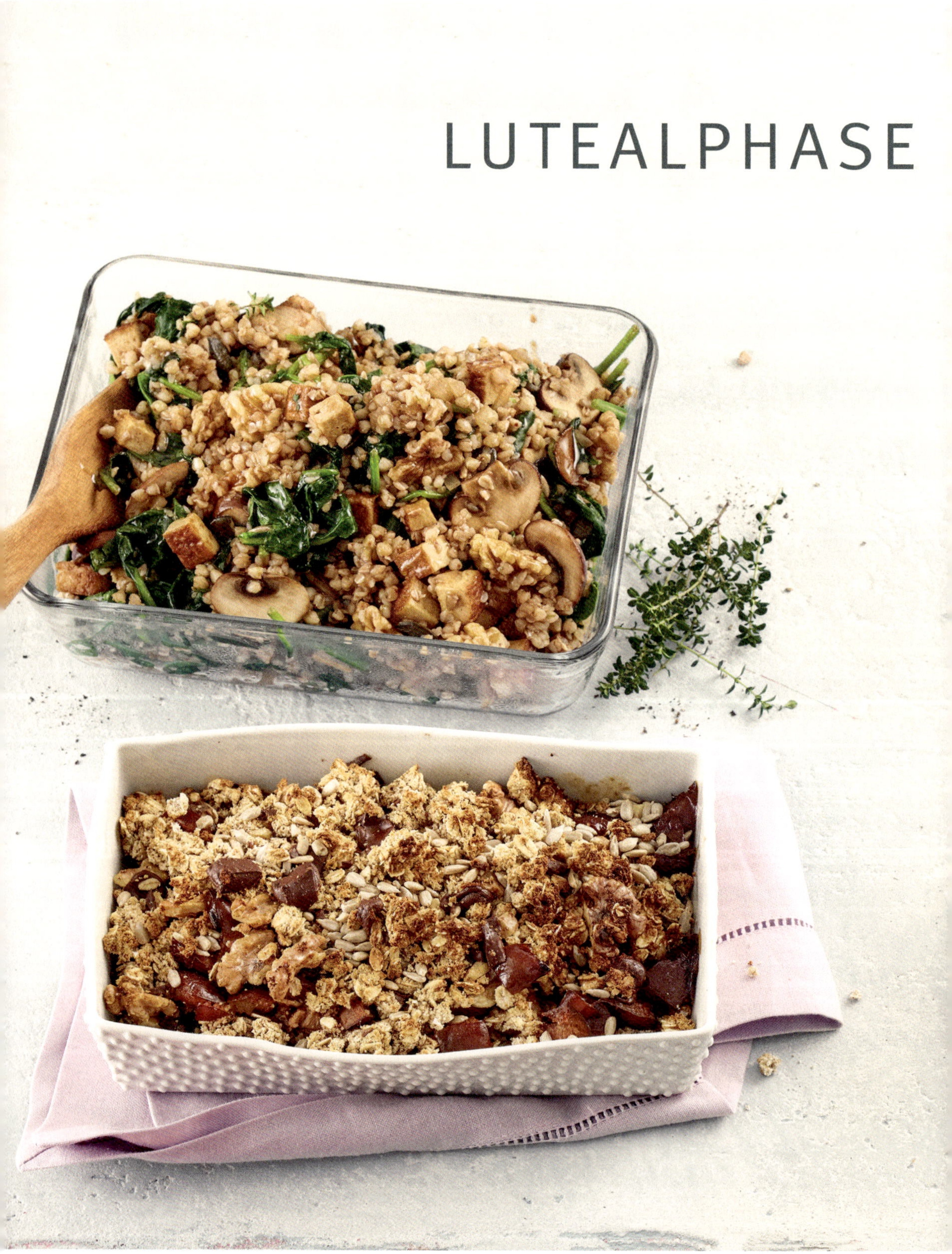

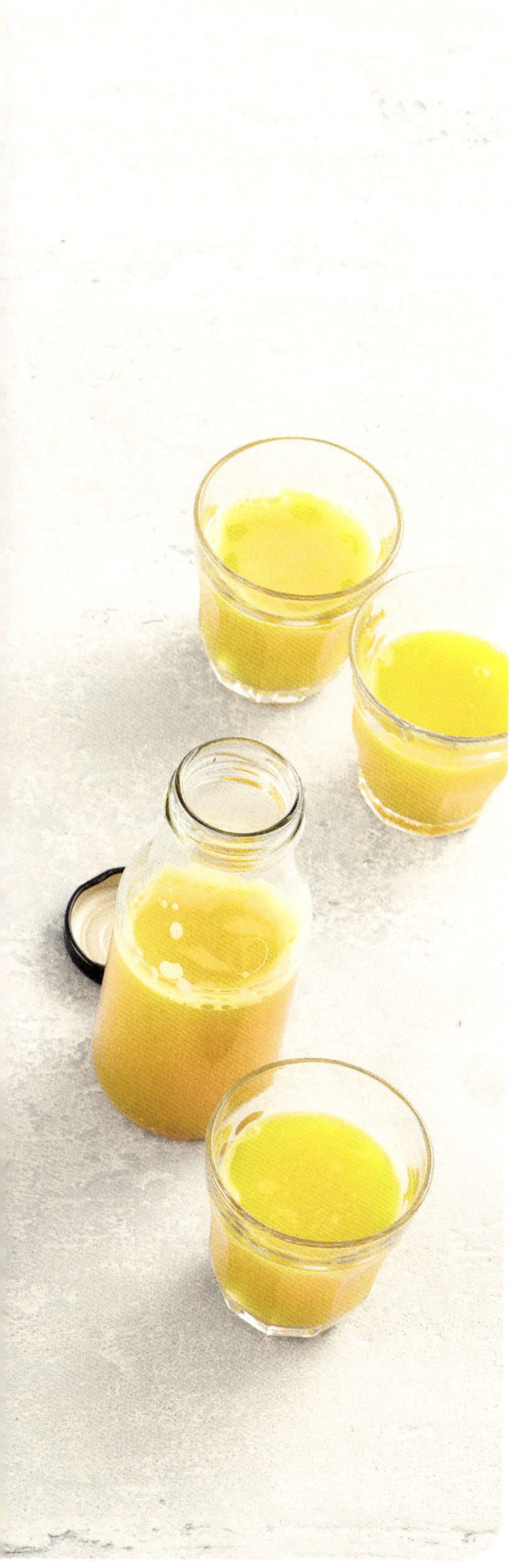

Unterstütze deinen Körper in der Lutealphase mit proteinreichen Lebensmitteln, gesunden Fetten und komplexen Kohlenhydraten, um den Energiehaushalt auszugleichen. Antioxidanzien und entzündungshemmende Nährstoffe helfen, Beschwerden zu lindern. Ballaststoffe fördern eine stabile Verdauung und unterstützen die Blutzuckerregulation. Achte zudem auf eine ausreichende Flüssigkeitszufuhr.

« Meal-Prep 1: Herbstlicher Pflaumen-Crumble, Immun-Shots mit Ingwer und nussige Buchweizen-Champignon-Pfanne (Seite 130/131)

Meal-Prep 1

Vorgehen:

1. Backofen vorheizen und Crumble zubereiten.
2. Während der Crumble im Ofen ist, Buchweizen kochen.
3. Immun-Shots zubereiten und abfüllen.
4. Mit der Zubereitung der Buchweizenpfanne fortfahren.
5. Crumble aus dem Ofen nehmen und abkühlen lassen.
6. Abgekühlte Speisen aufteilen und in Behälter füllen.

Herbstlicher Pflaumen-Crumble

3 Portionen
15 Min. + 30 Min. Backzeit

140 g Haferflocken • 40 g Kokosmehl • 30 g Datteln • 1 Banane • 100 ml Sojadrink • 30 g Zartbitterschokolade • 30 g Walnüsse • 30 g Sonnenblumenkerne • 150 g Pflaumen (alternativ TK-Beeren) • 10 g Speisestärke

● Backofen auf 200 Grad (Umluft: 180 Grad) vorheizen und eine Auflaufform fetten. Haferflocken, Kokosmehl und Datteln im Mixer kurz vermengen. Banane und Sojadrink untermengen, bis sich ein Teig bildet, der nicht mehr stark klebt.

● Teig halbieren und eine Hälfte mit Zartbitterschokolade, Walnüssen und Sonnenblumenkernen mischen. Die andere Hälfte auf dem Boden der Form verteilen. Pflaumen würfeln, mit Speisestärke vermengen und auf den Boden geben. Die 2. Hälfte des Teiges als Streusel über die Pflaumen verteilen und den Crumble ca. 30 Min. backen, bis er goldbraun ist.

● Crumble aus dem Ofen nehmen und nach Belieben mit proteinreichem Joghurt oder Quark servieren.

Immun-Shots mit Ingwer

4 Portionen (à 50 ml)
⏲ 10 Min.

1 Bio-Orange • 1 Bio-Zitrone • 1 Stück Ingwer (ca. 3 cm) • 1 Stück Kurkuma (ca. 1 cm) • 1 Prise Pfeffer

- Orange und Zitrone schälen. Ingwer und Kurkuma grob zerkleinern.

- Mit Entsafter: Orange, Zitrone, Ingwer und Kurkuma in den Entsafter geben und zu einem Saft verarbeiten. Mit Wasser auf die gewünschte Konsistenz verdünnen und Pfeffer einrühren.

- Ohne Entsafter: Alle Zutaten mit 100–200 ml Wasser im Mixer pürieren. Die Mischung durch ein feines Sieb oder ein Passiertuch pressen, um die Flüssigkeit zu extrahieren. Pfeffer hinzufügen.

- Den fertigen Saft in kleine Fläschchen oder eine größere Flasche füllen. Die Shots können direkt serviert oder einige Tage im Kühlschrank aufbewahrt werden.

Tipp Die Menge an Ingwer und Kurkuma kann je nach Geschmack angepasst werden. Ein Schuss Apfelsaft macht die Shots etwas milder und süßer.

Nussige Buchweizen-Champignon-Pfanne

3 Portionen
⏲ 30 Min.

150 g Buchweizen • 250 g Champignons • 150 g Räuchertofu • 1 Zwiebel • 1 Knoblauchzehe • 1 EL Olivenöl • 1 EL Sojasauce • 50 g Walnüsse • 50 g Kürbiskerne • ½ TL Paprikapulver edelsüß • 1 TL frische Thymianblättchen oder ½ TL getrockneter Thymian • 200 g Spinat • Salz und Pfeffer • 2 EL Hefeflocken (optional)

- Buchweizen nach Packungsanleitung garen. Abgießen und beiseitestellen.

- Champignons in Scheiben schneiden. Räuchertofu würfeln. Zwiebel und Knoblauch fein hacken und im Olivenöl glasig anschwitzen. Champignons und Tofu hinzufügen. Mit Sojasauce würzen und 5–7 Min. braten, bis die Pilze etwas Wasser verlieren und der Tofu leicht gebräunt ist. Walnüsse, Kürbiskerne, Paprikapulver und Thymian untermischen und die Nüsse kurz anrösten.

- Buchweizen in die Pfanne geben und alles gut verrühren. Evtl. etwas Olivenöl oder Sojasauce hinzufügen. Spinat darin kurz zusammenfallen lassen. Mit Salz, Pfeffer und Hefeflocken abschmecken.

- Auf Teller verteilen und nach Wunsch mit Kürbiskernen oder frischen Kräutern garnieren.

Meal-Prep 2

Vorgehen:

1. Teig für die Quiche zubereiten und zum Ruhen in den Kühlschrank stellen.
2. Währenddessen Schalotten und Fenchel schneiden, anbraten, Spinat hinzufügen und abkühlen lassen.
3. Fetacreme zubereiten.
4. Gefüllte Datteln zubereiten und zum Aushärten in den Kühlschrank stellen.
5. Quiche-Füllung zubereiten und währenddessen den Teig vorbacken.
6. Quiche mit Füllung fertig backen.
7. Abgekühlte Speisen portionieren und kalt stellen.

Sandwich mit Fenchel, Spinat und Fetacreme

3 Portionen
20 Min.

2 Schalotten • 1 große Fenchelknolle • 50 g Walnüsse • 1½ EL Olivenöl • ½ TL Kreuzkümmel • Salz und Pfeffer • 3 Handvoll Spinat • 200 g Seidentofu • ½ veganer Feta • 1 Knoblauchzehe • 3 Scheiben Sauerteigbrot

- Schalotten fein würfeln, Fenchel in feine Streifen schneiden, Walnüsse grob hacken. Schalotten in 1 EL Öl glasig anschwitzen. Fenchelstreifen hinzufügen, mit Kreuzkümmel, Salz und Pfeffer würzen und ca. 5 Min. anbraten. Spinat hinzugeben und 3 Min. mitbraten. Abkühlen lassen.

- Für die Fetacreme Seidentofu mit Feta im Mixer pürieren. Mit Salz und Pfeffer abschmecken.

- Am Tag des Verzehrs Knoblauchzehe halbieren und über die Brotscheiben reiben. Brot in einer Pfanne mit ½ EL Olivenöl von beiden Seiten goldbraun anbraten. Mit Fetacreme bestreichen. Gebratenes Gemüse darauf verteilen.

Tipp Fetacreme und Gemüse getrennt in luftdicht verschlossenen Behältern im Kühlschrank aufbewahren, um sie frisch zu halten. Am Tag des Verzehrs Gemüse in der Pfanne kurz erwärmen, Sauerteigbrot toasten und Sandwich frisch zusammenstellen.

Gefüllte Datteln

6 Datteln
⏲ 10 Min. + 10 Min. Kühlzeit

6 große Medjoul-Datteln • 2 TL Nussmus nach Wahl • 20 g Nüsse nach Wahl • 50 g Zartbitterschokolade

● Datteln mit Nussmus und Nüssen füllen. Schokolade im Wasserbad schmelzen. Die Datteln zur Hälfte darin eintauchen und in ein geeignetes Gefäß (z. B. eine Auflaufform) legen. Im Kühlschrank aushärten lassen.

Proteinreiche Gemüse-Spinat-Quiche

3 Portionen
⏲ 20 Min. + 1 Std. Kühlzeit + 40 Min. Backzeit

150 g glutenfreies Mehl • 50 g Teff- oder Buchweizenmehl • Salz und Pfeffer • 1 EL gemahlene Flohsamenschalen • 100 g vegane Butter (Raumtemperatur) • 1 Zwiebel • 150 g Gemüse (Champignons, Zucchini, Rote Bete, Möhre, Frühlingszwiebel, Spinat) • 1 EL Olivenöl • 1 Packung Seidentofu • 1 EL Speisestärke • 1–2 EL Hefeflocken • ½ TL Muskatnuss • je 2 TL Kurkuma und Kräuter der Provence • 2 Knoblauchzehen • 1 EL Apfelessig

● Mehlsorten, 1 TL Salz und Flohsamenschalen vermengen. Mit Butter und 5 EL Wasser verkneten, 1 Std. im Kühlschrank ruhen lassen.

● Zwiebel würfeln, Pilze in Scheiben schneiden, im Öl anbraten. Zucchini, Rote Bete, Möhre und Frühlingszwiebel in dünne Scheiben schneiden. Backofen auf 200 Grad (Umluft: 180 Grad) vorheizen.

● Seidentofu mit Stärke, Hefeflocken, Gewürzen, Knoblauch, Essig, Salz und Pfeffer verrühren. Gemüse inklusive Spinat, Pilze und Zwiebel untermischen und abschmecken.

● Backform einfetten oder mit Backpapier auslegen. Zwei Drittel des Teigs hineindrücken. Den restlichen Teig zu einer Rolle formen, entlang des Rands auslegen und zu einem Rand hochdrücken. Mehrmals einstechen und 10 Min. vorbacken. Füllung auf den Teig geben und die Quiche 40 Min. backen, bis die Oberfläche goldbraun ist.

Meal-Prep 3

Vorgehen:

1. Cashewkerne einweichen. Ofen vorheizen. Powerriegel zubereiten und backen.
2. Pasta und Sauce zubereiten.
3. Quark-Bowl zubereiten.
4. Alles abkühlen lassen, portionieren und kühl stellen.

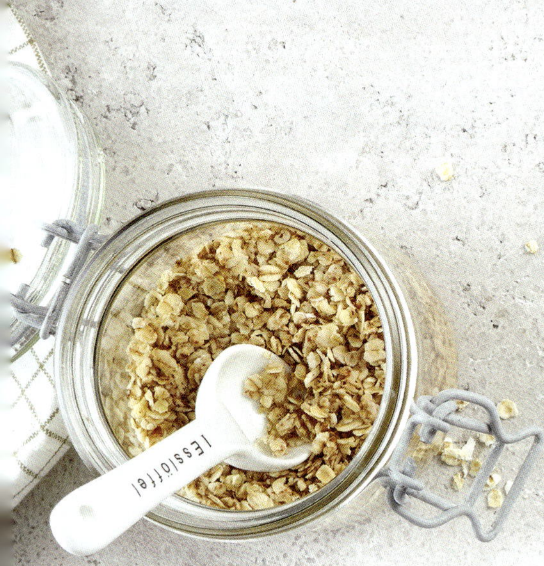

Apfelkuchen-Skyr-Bowl

3 Portionen
20 Min. + mind. 10 Min. Kühlzeit

2 große Äpfel • 50 g Walnüsse • ½ TL Zimt • 3 TL Kokosöl • 150 g Haferflocken • 3 EL gemahlene Nüsse • 2½ EL Ahornsirup • 2 EL Pflanzendrink • 500 g pflanzlicher Skyr

- Äpfel würfeln, Walnüsse hacken. Beides mit 1 EL Wasser und Zimt aufkochen. Hitze reduzieren und alles unter Rühren ca. 5–10 Min. köcheln lassen. Abkühlen lassen.

- Kokosöl schmelzen. Mit Haferflocken, Nüssen, 1 EL Ahornsirup und Pflanzendrink vermengen. Gleichmäßig auf 3 Dosen verteilen und fest andrücken. Skyr mit restlichem Ahornsirup (1½ EL) glatt rühren und auf dem Haferboden verteilen.

- Apfelkompott auf die Skyr-Creme geben, Dosen verschließen und im Kühlschrank aufbewahren.

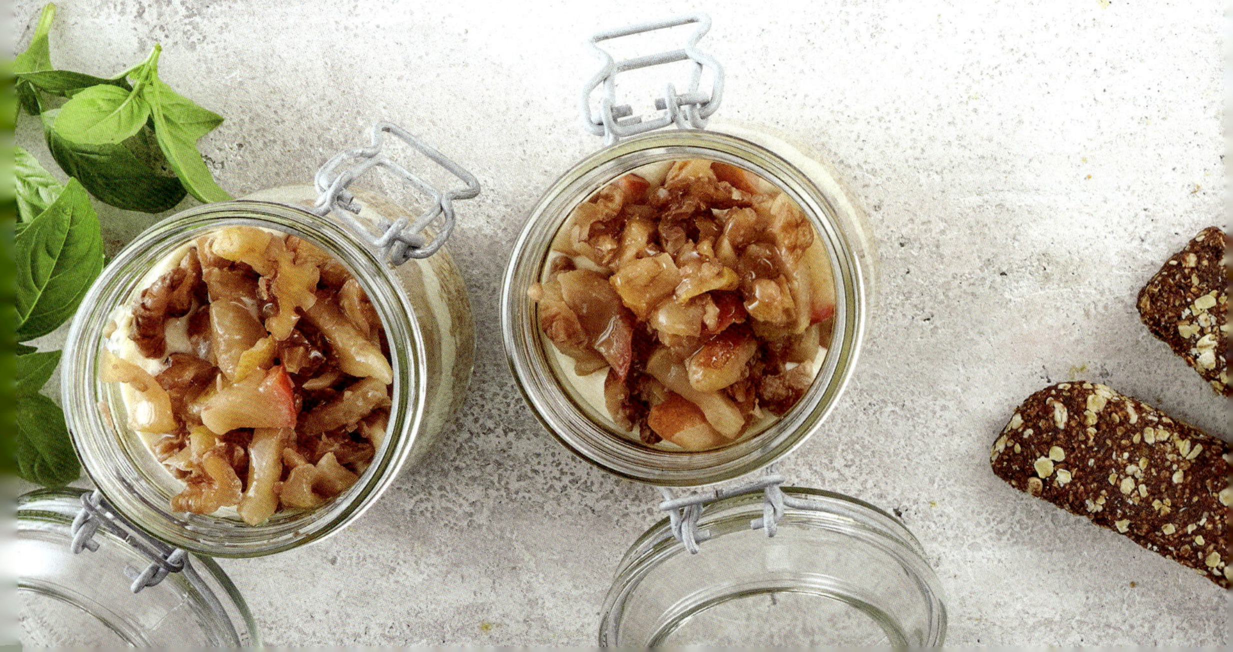

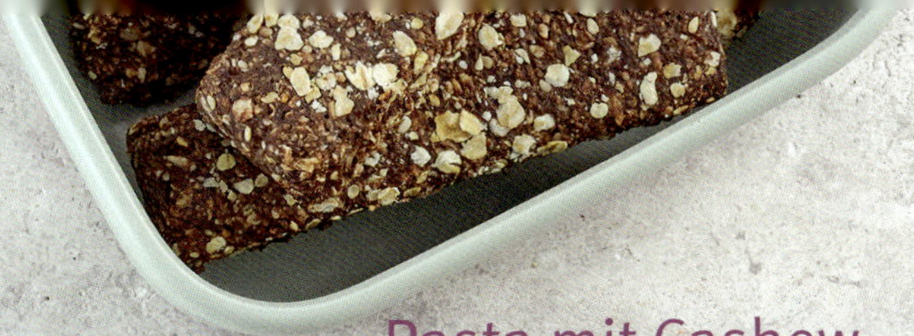

Powerriegel

8 Riegel
10 Min. + 25 Min. Backzeit

3 EL Chiasamen • 100 g Haferflocken • 15 g Sesam • 25 g Sonnenblumenkerne • 10 g Walnüsse • 1 kleine Banane • 20 g Kokosöl • 1 EL Kakao • 2 große Datteln

- Backofen auf 170 Grad (Umluft: 150 Grad) vorheizen. Chiasamen mit 6 EL Wasser vermengen und 5 Min. quellen lassen. Alle Zutaten im Mixer pulsieren, bis die Masse gerade zusammenklebt. Auf einem mit Backpapier ausgelegten Blech zu einem Quadrat formen (ca. 1,5 cm dick), in 8 Riegel schneiden und mit etwas Abstand zueinander auf dem Blech platzieren.

- Riegel in 25 Min. goldbraun backen, aus dem Ofen nehmen und vollständig auskühlen lassen. Luftdicht verschlossen halten sie mehrere Tage frisch.

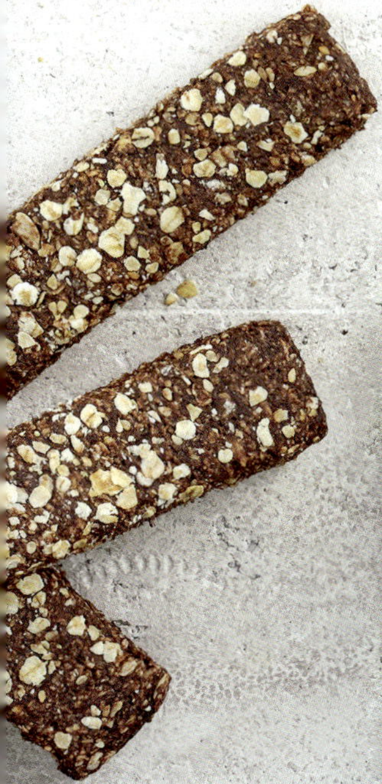

Pasta mit Cashew-Paprika-Sauce

3 Portionen
25 Min. + 6 Std. Einweichzeit

120 g Cashewkerne • 300 g Linsennudeln • 2 rote Paprika • 1 Zwiebel • 1 Knoblauchzehe • 2 EL Olivenöl • 200 ml Gemüsebrühe • 100 ml Kokosmilch • 2 EL Hefeflocken • 1 TL Zitronensaft • je ½ TL geräuchertes Paprikapulver und edelsüßes • 1 TL getrocknetes Basilikum • Salz und Pfeffer

- Cashewkerne 6 Std. in Wasser einweichen. Linsennudeln nach Packungsanleitung garen. Paprika in Streifen schneiden und in einer Pfanne weich rösten. Zwiebel und Knoblauch fein hacken und im Öl glasig anschwitzen.

- Cashewkerne abtropfen lassen und mit allen anderen Zutaten (bis auf die Nudeln) im Mixer glatt pürieren. Evtl. mehr Gemüsebrühe oder Wasser hinzufügen.

- Sauce in der Pfanne kurz erwärmen, Linsennudeln hinzufügen und gut vermengen. Nach Belieben mit Kräutern, Chiliflocken oder Pfeffer garnieren.

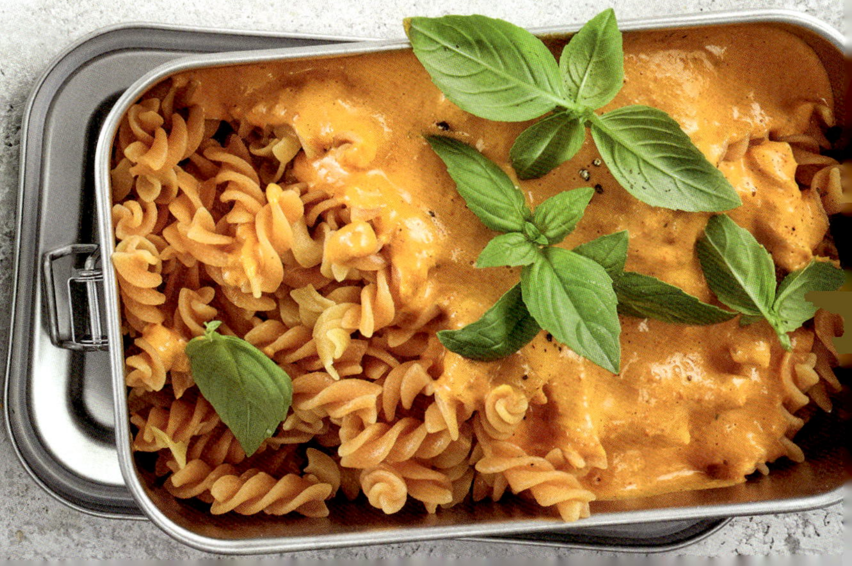

Meal-Prep 4

Vorgehen:

1. Linsen einweichen und Backofen vorheizen.
2. Granola zusammenmischen und backen.
3. Kekse zubereiten und backen.
4. Gemüse schneiden, würzen, aufs Blech geben und rösten.
5. Währenddessen Süßkartoffel vorbereiten und garen.
6. Linsen-Wraps zubereiten und ausbacken.
7. Süßkartoffelhummus fertigstellen.
8. Granola und Kekse abkühlen lassen und luftdicht verschließen. Wraps füllen und einrollen.

Carrot-Cake-Granola

3–4 Portionen
10 Min. + 25 Min. Backzeit

200 g Möhren • 30 g Datteln • 150 g Haferflocken • 50 g Kokosflocken • 50 g Sonnenblumenkerne • 50 g Kürbiskerne • 50 g Pekannüsse • Abrieb von 1 Bio-Orange • ½ TL Muskat • ½ TL Ingwerpulver • 1 TL Zimt • 2 EL Ahornsirup • 1–2 EL Orangensaft

- Backofen auf 180 Grad (Umluft: 160 Grad) vorheizen und ein Blech mit Backpapier auslegen.

- Möhren fein raspeln. Datteln klein hacken. Beides zusammen mit Haferflocken, Kokosflocken, Sonnenblumen-, Kürbiskernen und gehackten Pekannüssen vermengen. Orangenabrieb, Muskat, Ingwerpulver und Zimt hinzufügen und durchmischen. Ahornsirup und Orangensaft über die Mischung geben und alles vermengen.

- Die Mischung auf dem Backblech verteilen und 20–25 Min. backen, dabei alle 7–8 Min. wenden, damit das Granola gleichmäßig gebräunt wird. Aus dem Ofen nehmen und vollständig abkühlen lassen, damit es knusprig wird. Anschließend luftdicht verschließen.

Das passt dazu Quark oder Joghurt und frisches Obst

Protein-Schokokekse aus Kidneybohnen

ca. 10 Kekse

10 Min. + 15 Min. Backzeit

1 Glas Kidneybohnen • 2–3 EL Apfelmus • 1 EL Mandel- oder Erdnussmus • 50 g Hafermehl • 20 g Kakao • 30 g Erythrit • 1 TL Backpulver • ½ TL Zimt • 1 TL Vanilleextrakt • evtl. 2–3 EL Pflanzendrink • 30 g vegane, zuckerfreie Schokodrops (optional)

- Backofen auf 180 Grad (Umluft: 160 Grad) vorheizen und ein Backblech mit Backpapier auslegen. Kidneybohnen abspülen, abtropfen lassen und mit Apfel- und Nussmus im Mixer glatt pürieren.

- Hafermehl, Kakao, Erythrit, Backpulver, Zimt und Vanilleextrakt unterrühren. Evtl. nach und nach etwas Pflanzendrink einrühren. Falls der Teig zu feucht ist, mehr Hafermehl hinzugeben. Vegane Schokodrops nach Belieben unterheben.

- Aus dem Teig walnussgroße Kugeln formen, leicht flach drücken und auf das vorbereitete Backblech legen. Kekse ca. 12–15 Min. backen, aus dem Ofen nehmen und auf dem Blech vollständig auskühlen lassen, damit sie fest werden. Luftdicht verschlossen aufbewahren.

Linsen-Wraps mit Ofengemüse

3 Portionen (6 Wraps)

45 Min. + 3 Std. Einweichzeit

Für die Wraps: • 225 g rote Linsen • ¾ TL Salz • Für das Ofengemüse: • 1 kleiner Hokkaido-Kürbis • 3 Möhren • 1 Zwiebel • 1 Paprika • 1 kleine Zucchini • 1 EL Olivenöl • 1 TL Kreuzkümmel • 1 TL Paprikapulver edelsüß • Salz und Pfeffer • Für den Hummus: • 1 Süßkartoffel • 1 Glas Kichererbsen • 2 EL Tahin • 1 EL Olivenöl • ½ TL Kreuzkümmel • Salz • 1 Knoblauchzehe • Saft von ½ Zitrone

- Linsen mit Wasser bedeckt 3 Std. einweichen. Abgießen und gründlich abspülen. Mit 450 ml Wasser und Salz im Mixer pürieren. Eine gute Pfanne erhitzen, bei Bedarf leicht einfetten. Pro Wrap etwa 1 Kelle Teig in die Pfanne geben, gleichmäßig verstreichen und 2–3 Min. pro Seite backen.

- Backofen auf 200 Grad (Umluft: 180 Grad) vorheizen und ein Blech mit Backpapier auslegen. Gemüse in mundgerechte Stücke schneiden. Mit Olivenöl und den Gewürzen vermengen, auf das Blech geben und 25 Min. rösten.

- Inzwischen für den Hummus Süßkartoffel klein würfeln und in Wasser ca. 10–15 Min. garen. Mit den restlichen Zutaten pürieren. Evtl. etwas Wasser hinzufügen. Die Wraps mit Süßkartoffelhummus bestreichen. Das Gemüse mittig darauflegen, die Wraps von den Seiten einrollen und in der Mitte durchschneiden.

Tacos mit mexikanisch gewürztem Tofu

2 Portionen
30 Min.

Für die Füllung: • 100 g Eisbergsalat • 1 Tomate • ½ Zwiebel • 2 EL gehackter Koriander • 2 EL Mais • 2 EL schwarze Bohnen • Für den Tofu: • 200 g fester Tofu • 100 g passierte Tomaten • 1 EL Sojasauce • 1 EL Weißweinessig • 1 TL Ahornsirup • ½ TL geräuchertes Paprikapulver • ½ TL Pfeffer • ½ TL Knoblauchpulver • ½ TL Salz • 1 EL Pflanzenöl • Außerdem: • 6 Taco Shells • Limettenspalten

- Eisbergsalat in Streifen schneiden. Tomate und Zwiebel würfeln. Beides mit dem Koriander vermengen.

- Mit einem Küchentuch die Flüssigkeit aus dem Tofu vorsichtig auspressen, diesen grob reiben. Passierte Tomaten, Sojasauce, Essig, Ahornsirup, Paprikapulver, Pfeffer, Knoblauchpulver und Salz zu einer Marinade vermengen. Tofu vorsichtig mit der Hälfte der Marinade vermengen und bei mittlerer bis hoher Hitze im Öl ca. 10 Min. anbraten.

- Den fertig gebratenen Tofu mit der restlichen Marinade mischen. Eisbergsalat, Mais, schwarze Bohnen, Tomaten-Zwiebel-Mix und Tofu gleichmäßig auf die Taco Shells verteilen. Mit Limettenspalten servieren.

Aromatisches indisches Dal

2 Portionen
20 Min. + 20 Min. Kochzeit

250 g rote Linsen • 150 g Basmatireis • Salz und Pfeffer • 1 EL Kokosöl • 1 TL Garam Masala • je ½ TL gemahlener Koriander und Kreuzkümmel • 1 TL Kurkuma • ¼ TL Chiliflocken • 1 kleine rote Zwiebel • 1 Knoblauchzehe • 1 EL geriebener Ingwer • 400 g geschälte Tomaten • 200 ml Kokosmilch

- Linsen in kaltem Wasser einweichen. Reis abspülen und mit 225 ml Wasser und ½ TL Salz bei geschlossenem Deckel zum Kochen bringen. Bei schwacher Hitze 15 Min. köcheln lassen. Warm halten.

- Linsen abspülen und abtropfen lassen. Kokosöl erhitzen, Gewürze kurz anrösten. Zwiebel und Knoblauch hacken und 2 Min. mit anbraten. Ingwer, Tomaten und Linsen unterrühren. Mit Kokosmilch und 100 ml Wasser ablöschen. Mit geschlossenem Deckel 15–20 Min. köcheln lassen. Evtl. etwas Wasser hinzufügen.

- Dal mit Salz und Pfeffer abschmecken und mit Reis servieren. Nach Belieben mit 1 Schuss Kokosmilch, etwas gehackter Chili und grob gehackten Korianderblättern garnieren.

Tipp Ein längeres Einweichen der Linsen (bis zu 4 Std.) verbessert die Verdaulichkeit.

» Aromatisches indisches Dal

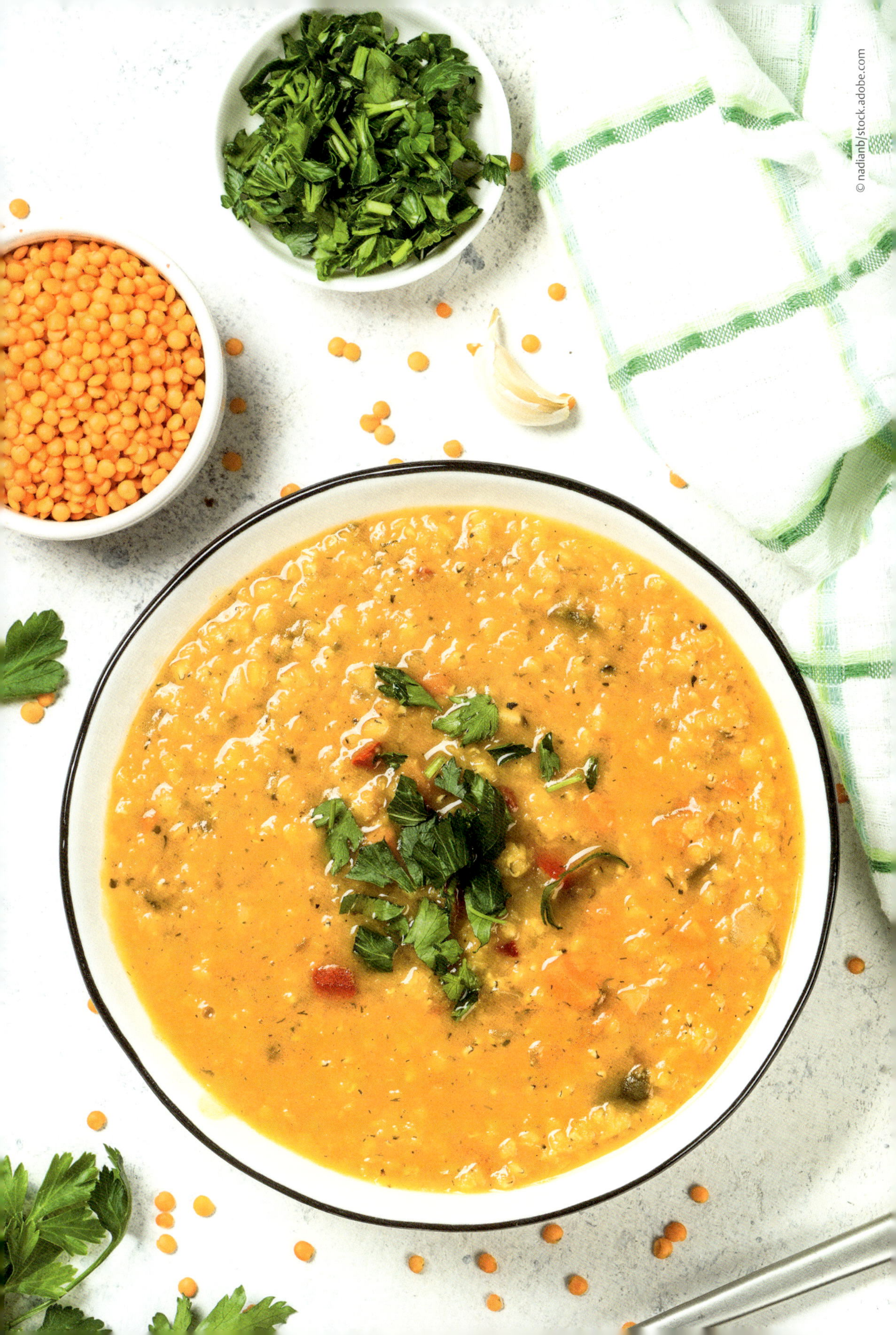

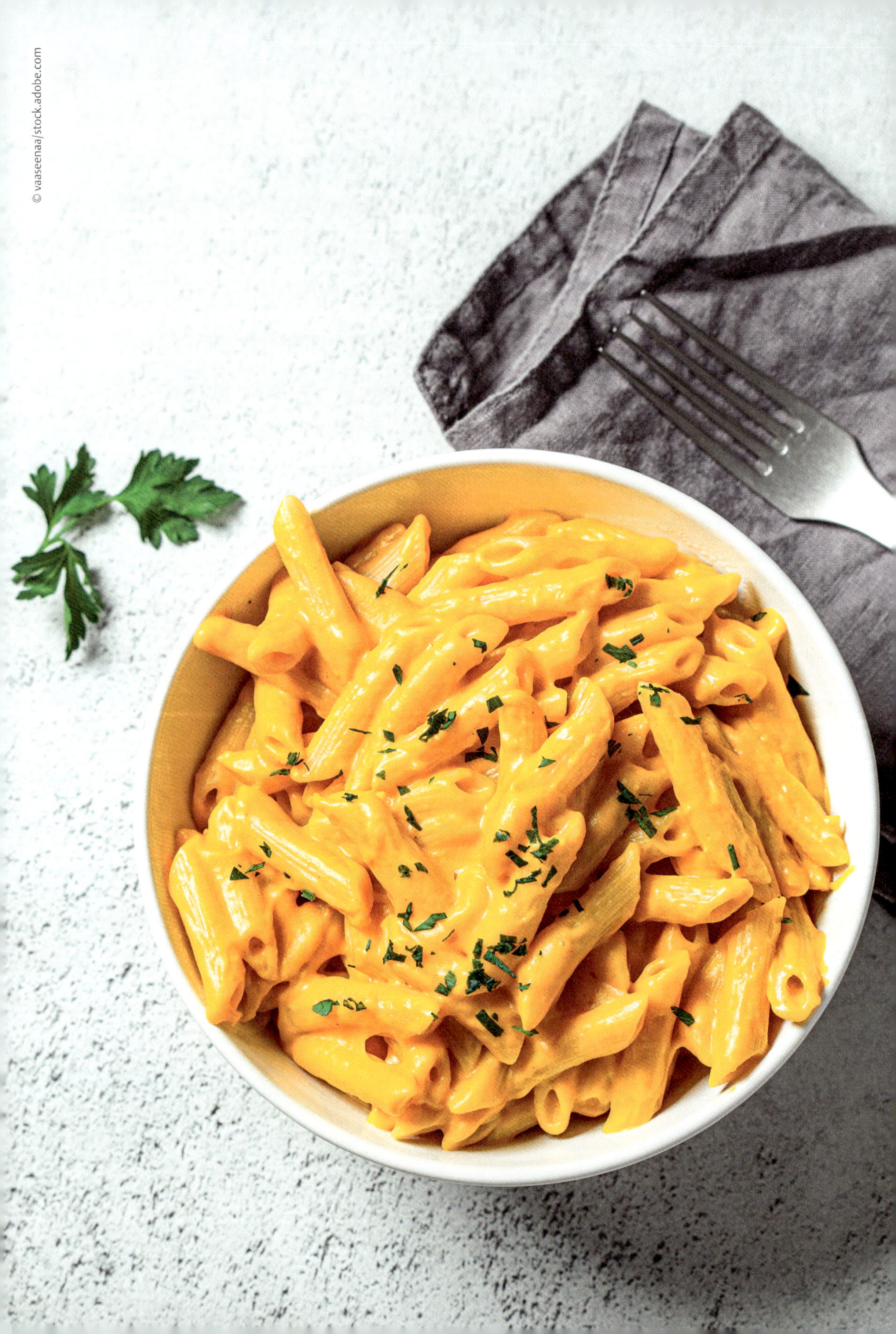

Gesunde Mac & Cheese

2 Portionen
30 Min. + mind. 3 Std. Einweichzeit

30 g Cashewkerne • 200 g Kartoffeln • 100 g Möhren • 1 kleine Zwiebel • 1 Knoblauchzehe • 1 EL Olivenöl • 2 EL Hefeflocken • 200 ml Gemüsebrühe • Salz und Pfeffer • 150 g proteinreiche Nudeln (z. B. Linsen- oder Kichererbsenpasta)

- Cashewkerne einige Std. in Wasser einweichen. Kartoffeln und Möhren würfeln und ca. 15 Min. dämpfen. Zwiebel und Knoblauch fein hacken und im Öl glasig anschwitzen.

- Cashewkerne abgießen und mit Kartoffeln, Möhren, Zwiebel, Knoblauch, Hefeflocken, Gemüsebrühe, Salz und Pfeffer im Mixer cremig pürieren. Evtl. mehr Gemüsebrühe oder Wasser hinzufügen.

- Nudeln nach Packungsanleitung garen. Die Sauce in einen großen Topf geben und erwärmen. Gekochte Nudeln hinzufügen und alles gut vermengen, bis die Nudeln vollständig mit der Sauce bedeckt sind.

- Mac & Cheese heiß servieren. Optional mit frischen Kräutern, Chiliflocken oder Hefeflocken garnieren.

Tipp Die Sauce lässt sich hervorragend vorbereiten und kann bis zu 3 Tage im Kühlschrank aufbewahrt werden. Für zusätzliche Cremigkeit können 2 EL pflanzliche Sahne hinzugefügt werden.

« Gesunde Mac & Cheese

Safranreis mit Bohnen

2 Portionen
20 Min. + 30 Min. Kochzeit

½ Zwiebel • 1 Möhre • 1 Aubergine • 1 EL Olivenöl • 150 g brauner Basmatireis • 1 Prise Zimt • 1 Prise Safran • 30 g Datteln • 1 Glas schwarze Bohnen • 300 ml Gemüsebrühe • 50 g Granatapfelkerne • 50 g geröstete Haselnüsse • 2 EL gehackte Petersilie

- Zwiebel, Möhre und Aubergine in kleine Würfel schneiden und im Olivenöl erst bei starker und dann bei mittlerer Hitze 10 Min. anbraten. Reis waschen und zusammen mit Zimt und Safran in den Topf geben und 3 Min. mitbraten.

- Datteln klein schneiden. Schwarze Bohnen abgießen und waschen. Datteln und schwarze Bohnen mit Brühe in den Topf geben. Gut umrühren und bei mittlerer Hitze und geschlossenem Deckel 25–30 Min. kochen lassen, bis der Reis gar ist.

- Mit Granatapfelkernen, gerösteten Haselnüssen und Petersilie garnieren und servieren.

Cremige Weiße-Bohnen-Suppe

2 Portionen
⏲ 30 Min.

1 Zwiebel • 1 Möhre • 1 Stange Sellerie • 1 EL Olivenöl • 2 Knoblauchzehen • Chiliflocken oder Aleppopfeffer • 1 Zweig frischer Rosmarin • 450 g gekochte weiße Bohnen (z. B. Cannellini-Bohnen) • 900 ml Gemüsebrühe • 2 EL Zitronensaft • 100 g Grünkohl • Meersalz und Pfeffer • 2 EL gehackte Petersilie

- Zwiebel, Möhre und Sellerie fein würfeln und im Olivenöl in einem Topf unter gelegentlichem Rühren 5 Min. anschwitzen. Knoblauch fein hacken und zusammen mit Chiliflocken und gehacktem Rosmarin hinzufügen und 1–2 Min. anbraten. Weiße Bohnen und Gemüsebrühe hinzufügen und die Suppe aufkochen.

- Die Hälfte mit Zitronensaft im Mixer fein pürieren. Die pürierte Portion zurück in den Topf geben. Grünkohl grob hacken und in die Suppe geben, diese erneut aufkochen und köcheln lassen, bis der Grünkohl zusammenfällt. Mit Salz und Pfeffer würzen.

- Kurz vor dem Servieren die gehackte Petersilie unterrühren. Die Suppe heiß servieren und nach Belieben mit zusätzlichen Chiliflocken oder 1 Spritzer Zitronensaft garnieren.

Das passt dazu frisches Vollkornbrot oder geröstete Brotscheiben

Wurzelgemüse mit Kichererbsentofu

2 Portionen
⏲ 30 Min. + 4 Std. Kühlzeit

200 g Kichererbsenmehl • ½ TL Kurkuma • Salz und Pfeffer • 2 Möhren • 1 Pastinake • 1 kleine Rote Bete • ca. 3 EL Olivenöl • 1 EL Honig oder Ahornsirup • ½ TL Thymian • 1 Bund frische Petersilie • ½ Bund frischer Koriander • Saft von ½ Zitrone • 2 EL pflanzlicher Joghurt • 1 Knoblauchzehe • ½ TL geräuchertes Paprikapulver • ½ TL Kreuzkümmel

- In einem Topf 350 ml Wasser zum Kochen bringen, Hitze reduzieren. Unter ständigem Rühren 350 ml kaltes Wasser zum Mehl geben. Unter Rühren in den Topf geben. Mit Kurkuma und ½ TL Salz würzen und bei schwacher Hitze unter ständigem Rühren ca. 8 Min. köcheln lassen. Eine kleine Auflaufform mit Öl auspinseln, Masse hineingeben und mind. 4 Std. kalt stellen.

- Backofen auf 200 Grad (Umluft: 180 Grad) vorheizen. Gemüse würfeln, mit 1 EL Olivenöl, Honig, Thymian, Salz und Pfeffer vermengen, auf einem mit Backpapier belegten Blech verteilen und 20–25 Min. rösten. Zwischendurch wenden.

- Inzwischen Kräuter mit Zitronensaft, 1 EL Olivenöl, Joghurt, Knoblauch, Salz, Pfeffer und 2–3 EL Wasser im Mixer pürieren.

- Kichererbsentofu würfeln und in etwas Öl mit Paprikapulver, Kreuzkümmel und Salz ca. 10 Min. anbraten. Mit Wurzelgemüse auf Tellern anrichten und mit Kräutersauce beträufeln.

Tomaten mit Linsenfüllung und Kartoffelspalten

2 Portionen
20 Min. + 50 Min. Backzeit

Für die Ofentomaten:
- 50 g braune Linsen
- 4 große Tomaten
- ½ Zwiebel
- 1 Knoblauchzehe
- 1 EL Olivenöl
- 20 g Sonnenblumenkerne
- 15 g Sesam
- 20 g Walnüsse
- 1 EL Tomatenmark
- ½ TL Paprikapulver edelsüß
- ½ TL getrockneter Oregano
- Salz und Pfeffer

Für die Kartoffelspalten:
- 300–400 g Kartoffeln
- 1–2 EL Olivenöl
- ½ TL Paprikapulver edelsüß
- ½ TL getrockneter Rosmarin
- Salz und Pfeffer

● Linsen mit der 50 ml Wasser ca. 20 Min. kochen. Backofen auf 200 Grad (Umluft: 180 Grad) vorheizen und ein Blech mit Backpapier auslegen.

● Inzwischen Kartoffeln in Spalten schneiden und mit den restlichen Zutaten für die Kartoffelspalten vermengen. Auf dem Blech verteilen und 25–30 Min. backen, dabei einmal wenden.

● Von den Tomaten die Deckel abschneiden und das Fruchtfleisch mit einem Löffel vorsichtig herausholen (aufbewahren). Zwiebel und Knoblauch hacken und im Öl glasig anschwitzen. Linsen, Sonnenblumenkerne, Sesam und gehackte Walnüsse hinzufügen und kurz anrösten. Tomatenfruchtfleisch, Tomatenmark, Paprikapulver, Oregano, Salz und Pfeffer zur Mischung geben und 2–3 Min. köcheln lassen.

● Tomaten füllen, Deckel aufsetzen und in einer ofenfesten Form 15–20 Min. backen. Mit den Kartoffelspalten anrichten.

Ofenkürbis mit Balsamico-Rotkohl

2 Portionen

15 Min. + 30 Min. Backzeit

Für den Kürbis: • 1 kleiner Hokkaido-Kürbis (ca. 600 g) • 1 EL Öl • ½ TL Zimt • Salz • Für den Balsamico-Rotkohl: • 150 g Rotkohl • 1 TL Olivenöl • 1 EL Balsamicoessig • Für Tofu & Kichererbsen: • 200 g Tofu • 1 rote Zwiebel • 1 EL Olivenöl • 1 TL Paprikapulver edelsüß • 1 TL Kreuzkümmel • 1 TL Kurkuma • ½ TL Cayennepfeffer • Salz und Pfeffer • 1 Glas Kichererbsen • Für die Toppings: • frischer Koriander • 1 EL gerösteter Sesam • 1 EL Zitronensaft

- Backofen auf 200 Grad (Umluft: 180 Grad) vorheizen und ein Blech mit Backpapier belegen. Kürbis in Spalten schneiden, mit Öl, Zimt und Salz vermengen und auf das Blech legen. Rotkohl in feine Streifen schneiden und mit Olivenöl, Balsamico und Salz mischen. Ebenso auf das Blech geben.

- Tofu würfeln und Zwiebel in feine Ringe schneiden. Öl und Gewürze mischen. Kichererbsen, Tofu und Zwiebelringe darin wenden, ebenfalls auf das Blech geben und leicht verteilen.

- Kürbis, Rotkohl und Kichererbsen-Tofu-Mix ca. 25–30 Min. im Ofen rösten, bis der Kürbis weich und die Kichererbsen-Tofu-Mischung leicht knusprig ist. Vor dem Servieren mit frischem Koriander, geröstetem Sesam und Zitronensaft garnieren.

Fenchel-Orangen mit Oliven

2 Portionen

15 Min.

1 Fenchelknolle • 1 Bio-Orange • 10–12 schwarze Oliven • 1 EL Olivenöl • Salz und Pfeffer • ¼ TL roter Pfeffer (alternativ rosa Pfefferbeeren) • 1–2 Stängel frischer Dill

- Fenchel in dünne Scheiben schneiden – ein Hobel eignet sich gut, um gleichmäßige Scheiben zu erhalten. Etwas Orangenschale abreiben. Orange in dünne Scheiben schneiden, den dabei austretenden Saft auffangen. Fenchel, Orangenscheiben und Oliven vorsichtig vermengen.

- Für das Dressing Olivenöl, 1 TL Orangensaft und die abgeriebene Orangenschale verrühren. Mit Salz, Pfeffer und rotem Pfeffer abschmecken.

- Das Dressing über den Salat geben, vorsichtig vermengen und mit gehacktem Dill bestreuen.

» Fenchel-Orangen mit Oliven

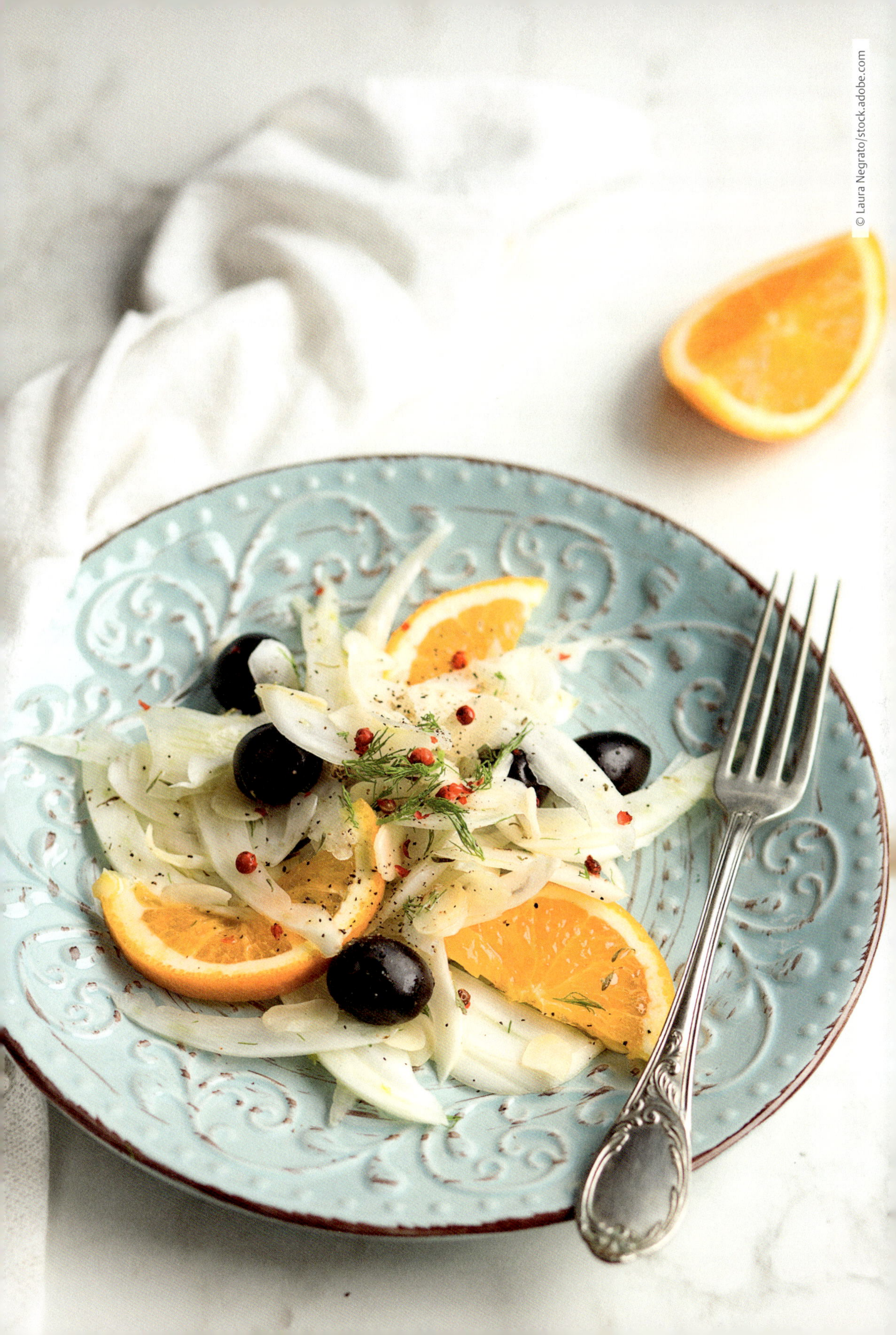

Zucchini-Boote mit Paprika-Quinoa-Kruste

2 Portionen
30 Min.

150 g Quinoa • 300 ml Gemüsebrühe • 2 große Zucchini • 1 Paprika • ½ rote Zwiebel • 1 Knoblauchzehe • 50 g Walnüsse • 2 EL Tomatenmark • Salz und Pfeffer • 1 TL Paprikapulver edelsüß • 1 veganer Fetakäse • Für den Leinöl-Kräuter-Quark: • 1 EL gehackte Petersilie • 1 EL Schnittlauchröllchen • 2 EL Leinöl • Salz und Pfeffer • 200 g veganer Quark

- Quinoa waschen und mit Gemüsebrühe zum Kochen bringen. Dann bei mittlerer Hitze 12 Min. köcheln lassen. Backofen auf 200 Grad (Umluft: 180 Grad) vorheizen.

- Inzwischen Zucchini halbieren und mit einem Löffel vorsichtig aushöhlen. Fruchtfleisch, Paprika und Zwiebel würfeln. Knoblauch pressen. Walnüsse hacken. Gemüse, Walnüsse, Quinoa und Tomatenmark vermengen und mit den Gewürzen abschmecken. Zucchini damit befüllen, in eine Auflaufform setzen und Fetakäse darüberbröseln. Die Boote 15 Min. backen.

- Inzwischen Kräuter zusammen mit Leinöl, Salz und Pfeffer unter den Quark heben und diesen zu den Zucchini-Booten reichen.

Tipp Falls von der Quinoa-Füllung etwas übrig bleibt, kann diese als Beilage serviert werden.

Fenchel-Kartoffel-Suppe

2 Portionen
25 Min. + 20 Min. Kochzeit

1 große Fenchelknolle • 400 g Kartoffeln • 1 große Zwiebel • 1 große Knoblauchzehe • 1 EL Olivenöl • 600 ml Gemüsebrühe • 150 ml pflanzliche Sahne (z. B. Hafer- oder Sojasahne) oder 150 ml ungesüßter Pflanzendrink • ½ Bund frischer Dill • 1–2 TL Zitronensaft • Salz und Pfeffer • 1 Prise Muskatnuss (optional)

- Fenchel grob hacken, Fenchelgrün für die Garnitur aufbewahren. Kartoffeln in Würfel schneiden. Zwiebel grob, Knoblauch fein hacken.

- Olivenöl in einem großen Topf erhitzen. Zwiebel und Knoblauch darin glasig anschwitzen. Fenchel hinzufügen und kurz mit anbraten. Kartoffelwürfel und Gemüsebrühe dazugeben, alles zum Kochen bringen, dann die Hitze reduzieren und die Suppe 15–20 Min. köcheln lassen. Vom Herd nehmen und glatt pürieren.

- Sahne oder Pflanzendrink und ein Großteil des gehackten Dills unterrühren. Zitronensaft hinzufügen. Mit Salz, Pfeffer und optional Muskatnuss abschmecken.

- Suppe in Schalen füllen und mit frischem Dill und Fenchelgrün garnieren. Nach Belieben 1 Spritzer Olivenöl oder 1 Klecks pflanzliche Sahne hinzufügen.

Festlicher Nussbraten mit Maronen

4–6 Portionen
45 Min. + 1 Std. Backzeit + 10 Min. Abkühlzeit

- 100 g Naturreis
- 100 g braune Linsen
- 4 EL Sojasauce
- ½ TL Meersalz
- 40 g geschrotete Leinsamen
- 70 g Zwiebel
- 1 Knoblauchzehe
- 200 g Champignons
- 200 g gekochte Maronen
- 100 g Möhren
- 80 g Walnüsse
- 1 EL Olivenöl
- Pfeffer
- 3–4 TL getrocknete Kräuter (z. B. Thymian, Oregano)
- 1 EL Balsamicoessig
- 50 g Kichererbsenmehl
- 2 Zweige frischer Rosmarin

● Reis und Linsen abspülen. Mit 700 ml Wasser zum Kochen bringen, Hitze reduzieren und alles 30–35 Min. köcheln lassen. Evtl. mehr Wasser nachgießen. Vom Herd nehmen, mit 1 EL Sojasauce und etwas Salz würzen, Deckel aufsetzen und Reis und Linsen quellen lassen.

● Inzwischen Leinsamen mit 5–6 EL Wasser verrühren und 5 Min. quellen lassen. Zwiebel und Knoblauch fein würfeln. Champignons in kleine Stücke schneiden. Maronen mit den Händen zerbröseln. Möhren grob raspeln. Walnüsse hacken.

● Backofen auf 220 Grad (Umluft: 200 Grad) vorheizen, eine Kastenform (ca. 26 × 11 cm) leicht einfetten oder mit Backpapier auslegen. Zwiebel und Knoblauch im Olivenöl glasig anschwitzen. Champignons hinzufügen und braten, bis sie das meiste Wasser verloren haben. Mit restlichem Salz, Pfeffer und 1–2 TL getrockneten Kräutern würzen. Balsamicoessig einrühren, kurz köcheln lassen und die Pfanne vom Herd nehmen.

● Reis, Linsen, Leinsamen-Ei, Champignons, Maronen, Möhren, Walnüsse, Kichererbsenmehl, 1 EL Sojasauce und 2 EL getrocknete Kräuter vermengen. Masse in die Kastenform füllen, gut andrücken.

● Braten mit 2 EL Sojasauce bestreichen, mit frischem Rosmarin garnieren und 1 Std. backen. Vor dem Servieren 10 Min. abkühlen lassen, dann vorsichtig aus der Form lösen und in Scheiben schneiden.

Das passt dazu Kartoffelpüree, vegane Bratensauce und/oder ein frischer grüner Salat

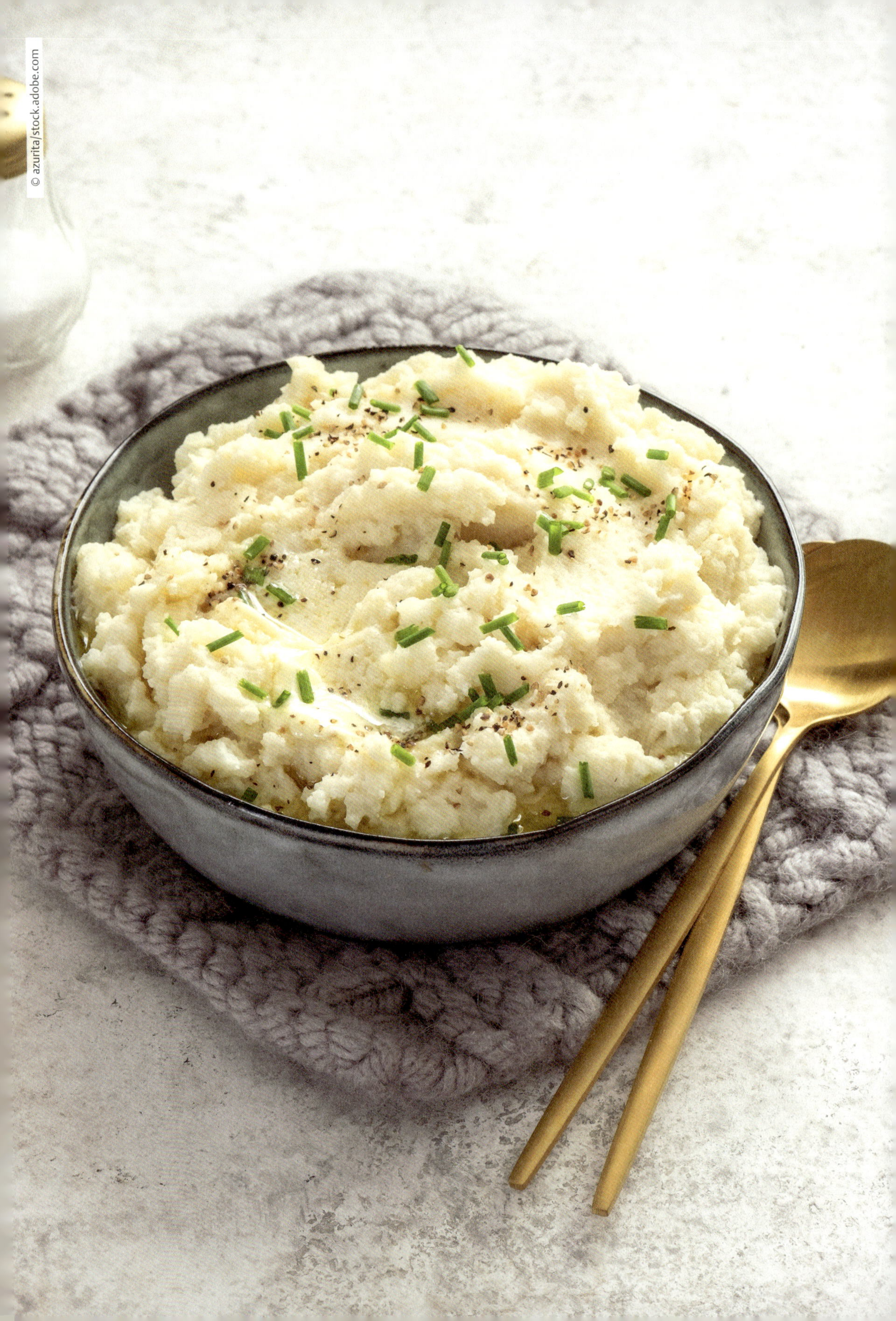

Blumenkohl-Pastinaken-Püree mit Pilzsauce

2 Portionen
40 Min.

Für das Püree: • 2 Kartoffeln • 300 g Blumenkohlröschen • 50 ml pflanzliche Sahne • 1 EL Olivenöl • Salz und Pfeffer • Für die Pilzsauce: • 200 g Sonnenblumenhack • 1 kleine Zwiebel • 1 Knoblauchzehe • 200 g Champignons • 1 EL Olivenöl • ½ TL getrockneter Thymian • 50 ml Gemüsebrühe • 150 ml pflanzliche Sahne • Salz und Pfeffer • Für das Topping: • Schnittlauchröllchen • 2 TL Sonnenblumenkerne (optional)

- Kartoffeln in grobe Stücke schneiden und mit dem Blumenkohl in Salzwasser ca. 15–20 Min. kochen. Sonnenblumenhack nach Packungsanleitung einweichen.

- Inzwischen Zwiebel und Knoblauch fein hacken. Champignons in Scheiben schneiden. Zwiebel sowie Knoblauch im Öl glasig anschwitzen, Pilze und Thymian ca. 5 Min. mitbraten. Sonnenblumenhack hinzufügen und 5 Min. anbraten. Gemüsebrühe und Sahne angießen. Mit Salz und Pfeffer abschmecken und die Sauce bei schwacher Hitze ca. 5 Min. köcheln lassen.

- Blumenkohl und Kartoffeln abgießen. Sahne und Olivenöl hinzufügen, mit Salz und Pfeffer würzen und glatt pürieren.

- Blumenkohl-Pastinaken-Püree anrichten und mit Schnittlauch sowie nach Belieben mit Sonnenblumenkernen garnieren. Pilzsauce dazu servieren.

« Blumenkohl-Pastinaken-Püree

Geröstete Aubergine mit Tempeh und Tahinsauce

2 Portionen
15 Min. + 1 Std. Backzeit

2 Auberginen • 2 Knoblauchzehen • 2½ EL Olivenöl • Salz und Pfeffer • 1 Packung Tempeh • 1 TL Currypulver • Saft von 1 Zitrone • 1½ EL Sojasauce • 2 EL Tahin • 1 TL Currypaste (optional) • 2 EL Walnüsse • 1 EL Sesam • frische Petersilie

- Backofen auf 200 Grad (Umluft: 180 Grad) vorheizen und 2 Bleche mit Backpapier auslegen. Auberginen längs halbieren und diagonal einritzen, ohne die Haut zu durchschneiden.

- Knoblauch fein hacken und mit 2 EL Öl, Salz und Pfeffer vermengen. Über die Auberginen träufeln und mit den Händen einreiben. Auberginenhälften auf ein Blech legen und 55 Min. bis 1 Std. rösten, bis die äußere Haut leicht verkohlt ist.

- Tempeh zerbröseln und mit restlichem Öl (½ EL), Currypulver, der Hälfte des Zitronensafts, 1 EL Sojasauce, Salz und Pfeffer mischen. Auf das 2. Blech geben und 20–25 Min. rösten. Nach der Hälfte der Zeit wenden.

- Tahin mit restlichem Zitronensaft, ½ EL Sojasauce, Currypaste und 1 Prise Salz verrühren. Evtl. mit Wasser verdünnen. Auberginen auf Tellern anrichten. Mit Tempeh, gehackten Walnüssen und Sesam toppen. Mit Tahinsauce beträufeln und mit Petersilie garnieren.

Das passt dazu frischer Salat oder Reis

Quellenangaben

1 Guillebaud J, zitiert in Godhill O. Period pain can be »almost as bad as a heart attack.« Why aren't we researching how to treat it? (15.2.2016). Im Internet: qz.com/611774/period-pain-can-be-as-bad-as-a-heart-attack-so-why-arent-we-researching-how-to-treat-it; Stand: 7.3.2025

2 Lichtermann G. Hormonology. St.Petersburg, USA: LLC; 2019

3 Plottel CS, Blaser MJ. Microbiome and malignancy. Cell Host Microbe. 2011;10(4):324–35

4 Parida S, Sharma D. The Microbiome-Estrogen Connection and Breast Cancer Risk. Cells. 2019;8(12)

5 Barrea L, Verde L, Auriemma RS et al. Probiotics and Prebiotics: Any Role in Menopause-Related Diseases? Curr Nutr Rep. 2023;12(1):83–97

6 Wang LH, Chen LR, Chen KH. In Vitro and Vivo Identification, Metabolism and Action of Xenoestrogens: An Overview. Int J Mol Sci. 2021;22(8)

7 Weaver L. Das Rushing Woman Syndrom. Stuttgart: TRIAS in Georg Thieme Verlag KG; 2017

8 Adam TC, Epel ES. Stress, eating and the reward system. Physiol Behav. 2007;91(4):449–58

9 Björntorp P. Do stress reactions cause abdominal obesity and comorbidities? Obes Rev. 2001;2(2):73–86
Geiker NRW, Astrup A, Hjorth MF et al. Does stress influence sleep patterns, food intake, weight gain, abdominal obesity and weight loss interventions and vice versa? Obes Rev. 2018;19(1):81–97

10 siehe Quelle 8

11 siehe Quelle 9 (Geiker …)

12 McCabe D, Lisy K, Lockwood C, Colbeck M. The impact of essential fatty acid, B vitamins, vitamin C, magnesium and zinc supplementation on stress levels in women: a systematic review. JBI Database System Rev Implement Rep. 2017;15(2):402–53

13 ebd.

14 Diaz A, Laufer MR, Breech LL. Menstruation in girls and adolescents: using the menstrual cycle as a vital sign. Pediatrics. 2006;118(5):2245–50

15 Brott NR, Le JK. Mittelschmerz. StatPearls. USA: StatPearls Publishing; 2025
Krohn PL. Intermenstrual pain (the mittelschmerz) and the time of ovulation. Br Med J. 1949;1(4609):803–5

16 Stapleton AE. The Vaginal Microbiota and Urinary Tract Infection. Microbiol Spectr. 2016;4(6)
Hainer BL, Gibson MV. Vaginitis. Am Fam Physician. 2011;83(7):807–15

17 Wilkinson HN, Hardman MJ. The role of estrogen in cutaneous ageing and repair. Maturitas. 2017;103:60–4

18 Pacifici R. Estrogen deficiency, T cells and bone loss. Cell Immunol. 2008;252(1–2):68–80

19 Ko SH, Kim HS. Menopause-Associated Lipid Metabolic Disorders and Foods Beneficial for Postmenopausal Women. Nutrients. 2020;12(1)
Lizcano F, Guzmán G. Estrogen Deficiency and the Origin of Obesity during Menopause. Biomed Res Int. 2014;2014:757461
Mahboobifard F, Pourgholami MH, Jorjani M et al. Estrogen as a key regulator of energy homeostasis and metabolic health. Biomed Pharmacother. 2022;156:113808

20 Vajaranant TS, Pasquale LR. Estrogen deficiency accelerates aging of the optic nerve. Menopause. 2012;19(8):942–7

21 Prentice R, Thompson D, Clifford C et al. Dietary fat reduction and plasma estradiol concentration in healthy postmenopausal women. The Women's Health Trial Study Group. J Natl Cancer Inst. 1990;82(2):129–34
Aubertin-Leheudre M, Gorbach S, Woods M et al. Fat/fiber intakes and sex hormones in healthy premenopausal women in USA. J Steroid Biochem Mol Biol. 2008;112(1–3):32–9
Wu AH, Pike MC, Stram DO. Meta-analysis: dietary fat intake, serum estrogen levels, and the risk of breast cancer. J Natl Cancer Inst. 1999;91(6):529–34

22 Fowke JH, Longcope C, Hebert JR. Brassica vegetable consumption shifts estrogen metabolism in healthy postmenopausal women. Cancer Epidemiol Biomarkers Prev. 2000;9(8):773–9

23 Vitale SG, Caruso S, Rapisarda AMC et al. Isoflavones, calcium, vitamin D and inulin improve quality of life, sexual function, body composition and metabolic parameters in menopausal women: result from a prospective, randomized, placebo-controlled, parallel-group study. Prz Menopauzalny. 2018;17(1):32–8

24 Shang Y, Song N, He R et al. Antioxidants and Fertility in Women with Ovarian Aging: A Systematic Review and Meta-Analysis. Adv Nutr. 2024;15(8):100273

25 He S, Li H, Yu Z et al. The Gut Microbiome and Sex Hormone-Related Diseases. Front Microbiol. 2021;12:711137

26 Kinashi Y, Hase K. Partners in Leaky Gut Syndrome: Intestinal Dysbiosis and Autoimmunity. Front Immunol. 2021;12:673708

27 Nabeh OA. New insights on the impact of gut microbiota on premenstrual disorders. Will probiotics solve this mystery?

Life Sci. 2023;321:121606
Alli SR, Gorbovskaya I, Liu JCW et al. The Gut Microbiome in Depression and Potential Benefit of Prebiotics, Probiotics and Synbiotics: A Systematic Review of Clinical Trials and Observational Studies. Int J Mol Sci. 2022;23(9)

28 Flores R, Shi J, Fuhrman B et al. Fecal microbial determinants of fecal and systemic estrogens and estrogen metabolites: a cross-sectional study. J Transl Med. 2012;10:253

29 Adlercreutz H, Pulkkinen MO, Hämäläinen EK et al. Studies on the role of intestinal bacteria in metabolism of synthetic and natural steroid hormones. J Steroid Biochem. 1984;20(1):217–29

30 Schöttner M, Gansser D, Spiteller G. Lignans from the roots of Urtica dioica and their metabolites bind to human sex hormone binding globulin (SHBG). Planta Med. 1997;63(6):529–32

31 Grant P, Ramasamy S. An update on plant derived anti-androgens. Int J Endocrinol Metab. 2012;10(2):497–502

32 Dhariwala MY, Ravikumar P. An overview of herbal alternatives in androgenetic alopecia. J Cosmet Dermatol. 2019;18(4):966–75
Pekmezci E, Türkoğlu M. Urtica dioica extract downregulates the gene expression of 5α-RII in hacat cells: possible implications against androgenic skin diseases. Georgian Med News. 2023(334):6–9

33 Burrows LJ, Basha M, Goldstein AT. The effects of hormonal contraceptives on female sexuality: a review. J Sex Med. 2012;9(9):2213–23

34 Verkasalo PK, Thomas HV, Appleby PN et al. Circulating levels of sex hormones and their relation to risk factors for breast cancer: a cross-sectional study in 1092 pre- and postmenopausal women (United Kingdom). Cancer Causes Control. 2001;12(1):47–59
Rocha-Rodrigues S, Sousa M, Lourenço Reis P et al. Bidirectional Interactions between the Menstrual Cycle, Exercise Training, and Macronutrient Intake in Women: A Review. Nutrients. 2021;13(2)

35 Stoddard JL, Dent CW, Shames L et al. Exercise training effects on premenstrual distress and ovarian steroid hormones. Eur J Appl Physiol. 2007;99(1):27–37

36 Bruce CR, Hawley JA. Improvements in insulin resistance with aerobic exercise training: a lipocentric approach. Med Sci Sports Exerc. 2004;36(7):1196–201

37 Walker KZ, Piers LS, Putt RS et al. Effects of regular walking on cardiovascular risk factors and body composition in normoglycemic women and women with type 2 diabetes. Diabetes Care. 1999;22(4):555–61

38 Orio F, Muscogiuri G, Ascione A et al. Effects of physical exercise on the female reproductive system. Minerva Endocrinol. 2013;38(3):305–19

39 Sverrisdóttir U, Hansen S, Rudnicki M. Impact of diet on pain perception in women with endometriosis: A systematic review. Eur J Obstet Gynecol Reprod Biol. 2022;271:245–9

40 Yamamoto A, Harris HR, Vitonis AF et al. A prospective cohort study of meat and fish consumption and endometriosis risk. Am J Obstet Gynecol. 2018;219(2):178.e1–178.e10

41 Piecuch M, Garbicz J, Waliczek M et al. I Am the 1 in 10 – What Should I Eat? A Research Review of Nutrition in Endometriosis. Nutrients. 2022;14(24)

42 Helbig M, Vesper AS, Beyer I et al. Does Nutrition Affect Endometriosis? Geburtshilfe Frauenheilkd. 2021;81(2):191–9

43 Della Corte L, Noventa M, Ciebiera M et al. Phytotherapy in endometriosis: an up-to-date review. J Complement Integr Med. 2020;17(3)

44 Barnard ND, Holtz DN, Schmidt N et al. Nutrition in the prevention and treatment of endometriosis: A review. Front Nutr. 2023;10:1089891
Zheng SH, Chen XX, Chen Y et al. Antioxidant vitamins supplementation reduce endometriosis related pelvic pain in humans: a systematic review and meta-analysis. Reprod Biol Endocrinol. 2023;21(1):79

45 Qi X, Zhang W, Ge M et al. Relationship Between Dairy Products Intake and Risk of Endometriosis: A Systematic Review and Dose-Response Meta-Analysis. Front Nutr. 2021;8:701860

46 Kaleta KP, Bogusławska A, Stefanis AJ et al. The Skin as a Mirror of Internal Disease: Comorbidities and Epidemiology of Acne Vulgaris and Adult Female Acne – A Cross-sectional Study and Current State of Knowledge. Acta Dermatovenerol Croat. 2020;28(3):133–40
Dréno B. Treatment of adult female acne: a new challenge. J Eur Acad Dermatol Venereol. 2015;29 Suppl 5:14–9

47 Bienenfeld A, Azarchi S, Lo Sicco K et al. Androgens in women: Androgen-mediated skin disease and patient evaluation. J Am Acad Dermatol. 2019;80(6):1497–506

48 Rao A, Douglas SC, Hall JM. Endocrine Disrupting Chemicals, Hormone Receptors, and Acne Vulgaris: A Connecting Hypothesis. Cells. 2021;10(6)

49 ebd.

50 ebd.

51 ebd.

52 Zamil DH, Perez-Sanchez A, Katta R. Acne related to dietary supplements. Dermatol Online J. 2020;26(8)

53 Nasri H, Bahmani M, Shahinfard N et al. Medicinal Plants for the Treatment of Acne Vulgaris: A Review of Recent Evidences. Jundishapur J Microbiol. 2015;8(11):e25580

54 McCartney CR, Campbell RE, Marshall JC et al. The role of gonadotropin-releasing hormone neurons in polycystic ovary syndrome. J Neuroendocrinol. 2022;34(5):e13093

55 Amato MC, Vesco R, Vigneri E et al. Hyperinsulinism and polycystic ovary syndrome (PCOS): role of insulin clearance. J Endocrinol Invest. 2015;38(12):1319–26

56 Szczuko M, Kikut J, Szczuko U et al. Nutrition Strategy and Life Style in Polycystic Ovary Syndrome–Narrative Review. Nutrients. 2021;13(7)

57 Palomba S, Giallauria F, Falbo A et al. Structured exercise training programme versus hypocaloric hyperproteic diet in obese polycystic ovary syndrome patients with anovulatory infertility: a 24-week pilot study. Hum Reprod. 2008;23(3):642–50

58 Szczuko M, Skowronek M, Zapałowska-Chwyć M et al. Quantitative assessment of nutrition in patients with polycystic ovary syndrome (PCOS). Rocz Panstw Zakl Hig. 2016;67(4):419–26

59 Alomran S, Estrella ED. Effect of Dietary Regimen on the Development of Polycystic Ovary Syndrome: A Narrative Review. Cureus. 2023;15(10):e47569

60 Janiszewska J, Ostrowska J, Szostak-Węgierek D. Milk and Dairy Products and Their Impact on Carbohydrate Metabolism and Fertility–A Potential Role in the Diet of Women with Polycystic Ovary Syndrome. Nutrients. 2020;12(11)

61 Orio F, Falbo A, Grieco A et al. Polycystic ovary syndrome and obesity: non pharmacological approaches. Minerva Ginecol. 2007;59(1):63–73

62 Bertone-Johnson ER, Hankinson SE, Bendich A et al. Calcium and vitamin D intake and risk of incident premenstrual syndrome. Arch Intern Med. 2005;165(11):1246–52

63 Ghanbari Z, Haghollahi F, Shariat M et al. Effects of calcium supplement therapy in women with premenstrual syndrome. Taiwan J Obstet Gynecol. 2009;48(2):124–9

64 Nagata C, Hirokawa K, Shimizu N et al. Soy, fat and other dietary factors in relation to premenstrual symptoms in Japanese women. Bjog. 2004;111(6):594–9

65 siehe Quelle 62

66 Barnard ND, Scialli AR, Hurlock D et al. Diet and sex-hormone binding globulin, dysmenorrhea, and premenstrual symptoms. Obstet Gynecol. 2000;95(2):245–50

67 Farasati N, Siassi F, Koohdani F et al. Western dietary pattern is related to premenstrual syndrome: a case-control study. Br J Nutr. 2015;114(12):2016–21

68 siehe Quelle 64

69 McQueen JK, Wilson H, Fink G. Estradiol-17 beta increases serotonin transporter (SERT) mRNA levels and the density of SERT-binding sites in female rat brain. Brain Res Mol Brain Res. 1997;45(1):13–23

70 Wikman A, Sacher J, Bixo M et al. Prevalence and correlates of current suicidal ideation in women with premenstrual dysphoric disorder. BMC Womens Health. 2022;22(1):35

71 Haußmann J, Goeckenjan M, Haußmann R et al. Premenstrual syndrome and premenstrual dysphoric disorder–Overview on pathophysiology, diagnostics and treatment. Nervenarzt. 2024;95(3):268–74
Takeda T. Premenstrual disorders: Premenstrual syndrome and premenstrual dysphoric disorder. J Obstet Gynaecol Res. 2023;49(2):510–8

72 Sacher J, Zsido RG, Barth C et al. Increase in Serotonin Transporter Binding in Patients With Premenstrual Dysphoric Disorder Across the Menstrual Cycle: A Case-Control Longitudinal Neuroreceptor Ligand Positron Emission Tomography Imaging Study. Biol Psychiatry. 2023;93(12):1081–8

73 Zhang P. Influence of Foods and Nutrition on the Gut Microbiome and Implications for Intestinal Health. Int J Mol Sci. 2022;23(17)

74 Gorczyca AM, Sjaarda LA, Mitchell EM et al. Changes in macronutrient, micronutrient, and food group intakes throughout the menstrual cycle in healthy, premenopausal women. Eur J Nutr. 2016;55(3):1181–8
Martini MC, Lampe JW, Slavin JL et al. Effect of the menstrual cycle on energy and nutrient intake. Am J Clin Nutr. 1994;60(6):895–9
Tarasuk V, Beaton GH. Menstrual-cycle patterns in energy and macronutrient intake. Am J Clin Nutr. 1991;53(2):442–7
Cross GB, Marley J, Miles H, Willson K. Changes in nutrient intake during the menstrual cycle of overweight women with premenstrual syndrome. Br J Nutr. 2001;85(4):475–82

75 siehe Quelle 74 (Gorczyca …)

76 Rogan MM, Black KE. Dietary energy intake across the menstrual cycle: a narrative review. Nutr Rev. 2023;81(7):869–86

77 Fontana R, Della Torre S. The Deep Correlation between Energy Metabolism and Reproduction: A View on the Effects of Nutrition for Women Fertility. Nutrients. 2016;8(2):87

78 Fabozzi G, Verdone G, Allori M et al. Personalized Nutrition in the Management of Female Infertility: New Insights on Chro-

nic Low-Grade Inflammation. Nutrients. 2022;14(9)

79 Silva T, Jesus M, Cagigal C et al. Food with Influence in the Sexual and Reproductive Health. Curr Pharm Biotechnol. 2019;20(2):114–22

80 siehe Quelle 78
Silvestris E, Lovero D, Palmirotta R. Nutrition and Female Fertility: An Interdependent Correlation. Front Endocrinol (Lausanne). 2019;10:346
Gaskins AJ, Chavarro JE. Diet and fertility: a review. Am J Obstet Gynecol. 2018;218(4):379–89
Czeizel AE, Métneki J, Dudás I. The effect of preconceptional multivitamin supplementation on fertility. Int J Vitam Nutr Res. 1996;66(1):55–8
Westphal LM, Polan ML, Trant AS. Double-blind, placebo-controlled study of Fertilityblend: a nutritional supplement for improving fertility in women. Clin Exp Obstet Gynecol. 2006;33(4):205–8

81 ebd. (Silvestris ...)

82 Weder S SC, Keller M. The Gießen vegan food pyramid. Ernehrungs Umschau international. 2018;65(8): 134–43

83 Wolfe RR, Miller SL. The recommended dietary allowance of protein: a misunderstood concept. Jama. 2008;299(24):2891–3
Morton RW, Murphy KT, McKellar SR et al. A systematic review, meta-analysis and meta-regression of the effect of protein supplementation on resistance training-induced gains in muscle mass and strength in healthy adults. Br J Sports Med. 2018;52(6):376–84

84 Glibowski P. Organic food and health. Rocz Panstw Zakl Hig. 2020;71(2):131–6

85 Bundesamt für Verbraucherschutz und Lebensmittelsicherheit. Nationale Berichterstattung »Pflanzenschutzmittelrückstände in Lebensmitteln«. Im Internet: www.bvl.bund.de/SharedDocs/Downloads/01_Lebensmittel/nbpsm/00_Berichte/NBPSMR_2022.pdf;jsessionid=4D5677B85B86F5D6881E5E0291919E25.internet982?__blob=publicationFile&v=6 [; Stand: 7.3.2025

86 Sen LC, Jahan I, Salekin N et al. Food craving, vitamin A, and menstrual disorders: A comprehensive study on university female students. PLoS One. 2024;19(9):e0310995

87 Basciani S, Porcaro G. Counteracting side effects of combined oral contraceptives through the administration of specific micronutrients. Eur Rev Med Pharmacol Sci. 2022;26(13):4846–62
Palmery M, Saraceno A, Vaiarelli A et al. Oral contraceptives and changes in nutritional requirements. Eur Rev Med Pharmacol Sci. 2013;17(13):1804–13
Shojania AM, Hornady GJ, Barnes PH. The effect of oral contraceptives on folate metabolism. Am J Obstet Gynecol. 1971;111(6):782–91
Veninga KS. Effects of oral contraceptives on vitamins B6, B12, C, and folacin. J Nurse Midwifery. 1984;29(6):386–90
Halsted JA, Hackley BM, Smith JC, Jr. Plasma-zinc and copper in pregnancy and after oral contraceptives. Lancet. 1968;2(7562):278–9

88 Wohlgemuth KJ, Arieta LR, Brewer GJ et al. Sex differences and considerations for female specific nutritional strategies: a narrative review. J Int Soc Sports Nutr. 2021;18(1):27

89 Mauvais-Jarvis F, Clegg DJ, Hevener AL. The role of estrogens in control of energy balance and glucose homeostasis. Endocr Rev. 2013;34(3):309–38

90 siehe Quelle 4

91 siehe Quelle 88

92 Barr SI, Janelle KC, Prior JC. Energy intakes are higher during the luteal phase of ovulatory menstrual cycles. Am J Clin Nutr. 1995;61(1):39–43

93 siehe Quelle 76

94 siehe Quelle 74

95 siehe Quelle 76

96 siehe Quelle 76

97 Nagao T, Hase T, Tokimitsu I. A green tea extract high in catechins reduces body fat and cardiovascular risks in humans. Obesity (Silver Spring). 2007;15(6):1473–83

98 Panchal SK, Bliss E, Brown L. Capsaicin in Metabolic Syndrome. Nutrients. 2018;10(5)

99 Kriengsinyos W, Wykes LJ, Goonewardene LA et al. Phase of menstrual cycle affects lysine requirement in healthy women. Am J Physiol Endocrinol Metab. 2004;287(3):E489–96

100 Draper CF, Duisters K, Weger B et al. Menstrual cycle rhythmicity: metabolic patterns in healthy women. Sci Rep. 2018;8(1):14568

101 Turner-McGrievy GM, Wirth MD, Shivappa N et al. Randomization to plant-based dietary approaches leads to larger short-term improvements in Dietary Inflammatory Index scores and macronutrient intake compared with diets that contain meat. Nutr Res. 2015;35(2):97–106
Haghighatdoost F, Bellissimo N, Totosy de Zepetnek JO et al. Association of vegetarian diet with inflammatory biomarkers: a systematic review and meta-analysis of observational studies. Public Health Nutr. 2017;20(15):2713–21

102 Appleton SM. Premenstrual Syndrome: Evidence-based Evaluation and Treatment. Clin Obstet Gynecol. 2018;61(1):52–61

103 Jung HK, Kim DY, Moon IH. Effects of gender and menstrual

cycle on colonic transit time in healthy subjects. Korean J Intern Med. 2003;18(3):181–6

104 Christofides ND, Ghatei MA, Bloom SR et al. Decreased plasma motilin concentrations in pregnancy. Br Med J (Clin Res Ed). 1982;285(6353):1453–4

105 Heeney A, Rogers AC, Mohan H et al. Prostaglandin E(2) receptors and their role in gastrointestinal motility – Potential therapeutic targets. Prostaglandins Other Lipid Mediat. 2021;152:106499

106 Freire AC, Basit AW, Choudhary R et al. Does sex matter? The influence of gender on gastrointestinal physiology and drug delivery. Int J Pharm. 2011;415(1–2):15–28

107 Oosthuyse T, Bosch AN. The effect of the menstrual cycle on exercise metabolism: implications for exercise performance in eumenorrhoeic women. Sports Med. 2010;40(3):207–27

108 Walker JL, Heigenhauser GJ, Hultman E et al. Dietary carbohydrate, muscle glycogen content, and endurance performance in well-trained women. J Appl Physiol (1985). 2000;88(6):2151–8

109 Tarnopolsky MA, Atkinson SA, Phillips SM et al. Carbohydrate loading and metabolism during exercise in men and women. J Appl Physiol (1985). 1995;78(4):1360–8

110 Larrosa M, Gil-Izquierdo A, González-Rodríguez LG et al. Nutritional Strategies for Optimizing Health, Sports Performance, and Recovery for Female Athletes and Other Physically Active Women: A Systematic Review. Nutr Rev. 2025;83(3):e1068–e89

111 Nicklas BJ, Hackney AC, Sharp RL. The menstrual cycle and exercise: performance, muscle glycogen, and substrate responses. Int J Sports Med. 1989;10(4):264–9

112 siehe Quelle 107

113 siehe Quelle 88

114 siehe Quelle 34 (Rocha-Rodrigues …)

115 siehe Quelle 4

Rezept- und Zutatenverzeichnis

Stichwortverzeichnis

Quellen der Adobe-Stock-Bilder

Bibliografische Information der Deutschen Nationalbibliothek
Die Deutsche Nationalbibliothek verzeichnet diese Publikation in der Deutschen Nationalbibliografie; detaillierte bibliografische Daten sind im Internet über dnb.d-nb.de abrufbar.

Programmplanung: Uta Spieldiener
Projektmanagement: Elisa Salemi
Redaktion: Franziska Sorgenfrei
Bildredaktion: Marie Crämer
Umschlaggestaltung: © Thieme
Layout: CYCLUS · Visuelle Kommunikation, Stuttgart

Bildnachweis:
Fotos im Innenteil:
Covermotiv und Bild S. 3: © lithium-photo/stock.adobe.com – edited by Thieme
Autorinnenfotos: © privat
Foodfotos: S. 8/9, 42/43, 48/49, 52/53, 73, 76/77, 79, 82/83, 90, 96/97, 108, 114/115, 128, 134/135: © A. Rogge & J. Jankovic/Thieme; S. 105: © A. Schütz/Thieme
Bilder in der Grafik S. 29 zu Zervixschleim: fenou – EVERYIN GmbH
Quellen der Adobe-Stock-Bilder siehe S. 159
Zeichnungen: Susi Schaaf, Bellheim
Die abgebildeten Personen haben in keiner Weise etwas mit dem Thema zu tun.

1. Auflage 2025

TRIAS Verlag in Georg Thieme Verlag KG
Oswald-Hesse-Straße 50, 70469 Stuttgart

Satz und Repro: Fotosatz Buck, Kumhausen
Druck: AZ Druck und Datentechnik GmbH, Kempten

Gedruckt auf chlorfrei gebleichtem Papier
Printed in Germany

ISBN 978-3-432-12014-0
eISBN (ePub) 978-3-432-12015-7

1 2 3 4 5 6

MIX
Papier | Fördert gute Waldnutzung
FSC www.fsc.org FSC® C008457

Wichtiger Hinweis: Wie jede Wissenschaft ist die Medizin ständigen Entwicklungen unterworfen. Forschung und klinische Erfahrung erweitern unsere Erkenntnisse. Ganz besonders gilt das für die Behandlung und die medikamentöse Therapie. Bei allen in diesem Werk erwähnten Dosierungen oder Applikationen, bei Rezepten und Übungsanleitungen, bei Empfehlungen und Tipps dürfen Sie darauf vertrauen: Autoren, Herausgeber und Verlag haben große Sorgfalt darauf verwandt, dass diese Angaben dem Wissensstand bei Fertigstellung des Werkes entsprechen. Rezepte werden gekocht und ausprobiert. Übungen und Übungsreihen haben sich in der Praxis erfolgreich bewährt. Eine Garantie kann jedoch nicht übernommen werden. Eine Haftung des Autors, des Verlags oder seiner Beauftragten für Personen-, Sach- oder Vermögensschäden ist ausgeschlossen.

Marken, geschäftliche Bezeichnungen oder Handelsnamen werden nicht in jedem Fall besonders kenntlich gemacht. Aus dem Fehlen eines solchen Hinweises kann nicht geschlossen werden, dass es sich um einen freien Handelsnamen handelt.

Wo datenschutzrechtlich erforderlich, wurden die Namen und weitere Daten von Personen redaktionell verändert (Tarnnamen). Dies ist grundsätzlich der Fall bei Patient*innen, ihren Angehörigen und Freund*innen, z. T. auch bei weiteren Personen, die z. B. in die Behandlung von Patient*innen eingebunden sind.

Thieme Publikationen streben nach einer fachlich korrekten und unmissverständlichen Sprache. Dabei lehnt Thieme jeden Sprachgebrauch ab, der Menschen beleidigt oder diskriminiert, beispielsweise aufgrund einer Herkunft, Behinderung oder eines Geschlechts. Thieme wendet sich zudem gleichermaßen an Menschen jeder Geschlechtsidentität. Die Thieme Rechtschreibkonvention nennt Autor*innen mittlerweile konkrete Beispiele, wie sie alle Lesenden gleichberechtigt ansprechen können. Die Ansprache aller Menschen ist ausdrücklich auch dort intendiert, wo im Text (etwa aus Gründen der Leseleichtigkeit, des Text-Umfangs oder des situativen Stil-Empfindens) z. B. nur ein generisches Maskulinum verwendet wird.

Unsere Umwelt ist uns wichtig!
Papier aus nachhaltigen und kontrollierten Quellen
Druck in Deutschland mit kurzen Lieferwegen
Druckereien mit hohen Ansprüchen an Ökologie